Olsson • Weber

Neurocoaching

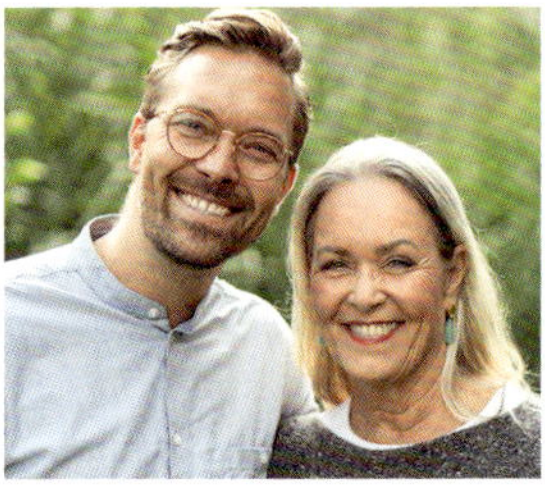

NINA OLSSON ist NeuroCoach. Die neue Methode Neurocoaching nutzt sie, um Menschen zu helfen, ihre Schmerzen zu bewältigen. Dabei bringt sie auch ihre eigene Erfahrung mit Rückenschmerzen ein. Denn auf ihrer Reise zur Hölle und wieder zurück nahm sie viele falsche Abzweigungen und Sackgassen. Doch sie hat einen Weg gefunden, schmerzfrei zu werden. Sie möchte andere Schmerzgeplagte vor all diesen Strapazen bewahren und die Abkürzung aus dem Tal des Schmerzes zeigen.

MICHAEL WEBER ist Osteopath und Physiotherapeut. Seine Lebensaufgabe ist es, Menschen zu helfen, Schmerzen zu überwinden. Seine 18-jährige Erfahrung hat ihm geholfen, innovative Fähigkeiten zu entwickeln, die es ihm ermöglichen, Menschen von Schmerzen zu befreien.

Nina Olsson • Michael Weber

Neurocoaching

Wie der Körper den Schmerz vergisst.
Schmerzgedächtnis löschen, Schmerzkontrolle lernen

TRIAS

Schmerz und Gehirn

Einführung

Chronische Schmerzen können die Lebensqualität der Betroffenen erheblich einschränken. Untere Rückenschmerzen gelten in Deutschland sogar als Volkskrankheit. Etwa 80 Prozent der Erwachsenen haben oder hatten darunter zu leiden.

Vielleicht sind Sie einer der vier von fünf Betroffenen, bei dem der Therapeut nach anfänglich erfolgversprechender Behandlung keinen Rat mehr weiß? Denn die körperliche Ursache der Schmerzen scheint behoben, die verletzte Stelle gilt als verheilt. Und dennoch haben Sie weiterhin starke Beschwerden. Ihr Therapeut nennt dies »unspezifische Schmerzen«.

Dieser Ratgeber kann Ihnen helfen, Ihren Schmerz zu kontrollieren. Er liefert Ihnen einfach zu erlernende Techniken, die Sie jederzeit und immer anwenden können. Richtig genutzt, werden Sie für fast jede Schmerzsituation eine Idee haben, damit umzugehen. In vielen Fällen beobachten wir, dass chronische Schmerzen gar nicht mehr auftreten. Doch wie ist das möglich? Beginnen wir zunächst damit, den Schmerz zu verstehen.

Was ist Schmerz?

Schmerz tritt nicht »einfach so« auf, Schmerz hat eine Signal- oder Alarmfunktion. Durch den Schmerz soll der Körper bzw. sollen Sie dazu veranlasst werden, ein beschädigtes Gewebe zu reparieren. In manchen Fällen hilft Ruhigstellung. Manches Gewebe heilt am besten, wenn es nicht bewegt wird. Sie kennen das von einem Knochenbruch. Der Schmerz verhindert in diesem Fall die Bewegung und führt so zur Heilung.

Schmerz ist

- die Reaktion auf ein akut beschädigtes Gewebe,
- ein Alarmsignal, um die Beschädigung eines Gewebes anzuzeigen oder zu verhindern,
- die Folge von andauerndem sozialem Druck, etwa bei der Arbeit oder durch den Partner oder die Partnerin,
- die Erinnerung an einen bereits erlebten Schmerz in der Vergangenheit,
- die Erwartung eines schon früher erlebten Schmerzes in der Zukunft oder
- die Folge einer strukturellen Veränderung von Gewebe, wie beispielsweise bei Arthrose.

Schmerz bedeutet immer maximalen Stress für den Körper. Das Gehirn sorgt bei Stress dafür, dass unter anderem die Hormone Cortisol und Adrenalin ausgeschüttet werden. Diese sogenannten Schmerztreiber-Hormone sorgen nicht nur für erhöhten Blutdruck, Herzrasen und feuchte Hände, sondern auch für ein verstärktes Schmerzempfinden.

Doch wenn Sie glauben, Schmerz könne nur aufgrund einer beschädigten oder überlasteten Struktur in Ihrem Körper entstehen, dann ist die schlechte Nachricht: Das ist falsch. Denn wie Sie oben gelesen haben, sendet Ihr Gehirn auch »Alarm«, ohne dass ein verletztes Gewebe vorliegt.

Wahrscheinlich glaubten Sie bis heute, Ihrem Schmerz hilflos ausgeliefert zu sein. Denn Sie haben alles unternommen, was Ihnen empfohlen wurde: Erst Spritzen und Medikamente, dann Physiotherapie und Osteopathie und Sie sind auch viel spazieren gegangen. Doch die Schmerzen sind nicht verschwunden, Sie können Ihre Einkäufe noch immer nicht nach Hause tragen. Sie fürchten sich abends vor dem Zubettgehen und morgens vor dem Aufstehen. Sie sagen Einladungen ab, weil ein stundenlanges Sitzen undenkbar ist und Sie kochen nicht mehr für Ihre Familie, weil Sie sich während des Kochens alle 15 Minuten hinlegen müssen. Kurze Ausflüge übers Wochenende sind wegen der Autofahrt unmöglich und an einen längeren Urlaub ist gar nicht erst zu denken. Kurzum: Ihre Schmerzen beginnen, Ihre Lebensqualität drastisch einzuschränken. Und da Ihr Therapeut ganz offensichtlich keine weitere Idee hat, wie die Schmerzen beseitigt werden können – außer mit Medikamenten, die auf Dauer Ihren Organen schaden – sind Sie dem Schmerz hilflos ausgeliefert.

Doch hier ist die gute Nachricht: Auch das ist falsch! Es gibt einen Weg, wie Sie Ihr Schmerzempfinden kontrollieren und verändern können.

Woher kommt der Schmerz?

Auch wenn Sie sich das zunächst nur schwer vorstellen können: Schmerz findet zunächst einmal nicht dort statt, wo Sie ihn fühlen! Nicht das Knie, das Sie sich gerade an der Bettkante gestoßen haben, schmerzt. Auch nicht die Hand, die Sie sich in der Autotür eingeklemmt haben. Erinnern Sie sich daran, wie Sie sich einmal tief in den Finger geschnitten haben. Den Schmerz spürten Sie erst, nachdem Sie die Wunde mit einem Pflaster versorgt hatten. Und das liegt nicht, wie oft vermutet, am Schreck.

Die verzögerte Schmerzwahrnehmung liegt an der Art und Weise, wie unser Körper funktioniert:

- Sobald eines Ihrer Körperteile eine verletzte Struktur oder ein verletztes Gewebe aufzeigt, wird von diesem Teil ein Signal an das Gehirn gesandt: »Hier gibt es ein Problem!« In diesem Moment verspüren Sie noch keinen Schmerz.
- Ihr Gehirn muss Ihren Körper nun dazu veranlassen, diese verletzte Stelle zu reparieren. Dazu ist Schmerz das Mittel der Wahl, denn nur, wenn Ihnen etwas wehtut, werden Sie etwas dagegen tun.
- Ihr Kopf entscheidet jetzt aufgrund von ähnlichen Erfahrungen in Ihrer Vergangenheit, wie stark es Sie den Schmerz empfinden lässt! Und je größer Ihre vergangenen Schmerzen waren und je länger sie anhielten, desto stärker wird der neue Schmerz. Es kommt also auch auf die Intensität des Schmerzes an. »Denn«, so denkt sich vielleicht Ihr Gehirn, »die vorherigen Signale waren offensichtlich nicht ausreichend.« Und erst jetzt empfinden Sie den Schmerz an der Stelle des beschädigten Gewebes.

Schmerz passiert in bestimmten Netzwerken des Gehirns. Und diese Netzwerke und Verknüpfungen können Sie bewusst mit der Methode der *Sieben Brücken* beeinflussen.

In diesem Büchlein erläutern wir Ihnen, wie Sie Ihr Gehirn derart beeinflussen können, dass Ihre Wahrnehmung des Schmerzes verändert wird. Mehr dazu erfahren Sie gleich in den folgenden Kapiteln.

Schmerz ist Stress

Stress verursacht die dauerhafte Ausschüttung der Hormone Cortisol und Adrenalin ins Blut. Diese sogenannten Stresshormone richten sehr viel Schaden in Ihrem Körper an. Und sie bewirken, dass jeder Schmerz verstärkt wahrgenommen wird. Sie befinden sich in einem Teufelskreis:

- Ihr Rücken schmerzt: Schmerz ist Stress.
- Sie fürchten sich vor den einfachsten Lebensaufgaben: Furcht ist Stress.
- Sie fühlen sich hilf- und machtlos: Verzweiflung ist Stress.
- Je mehr Stress Sie aufbauen, desto mehr sorgt Ihr Gehirn dafür, dass Stresshormone ausgeschüttet werden. Ihr Körper wird regelrecht geflutet von diesem toxischen Cocktail!
- Und da Sie jetzt wissen, dass dieser Cocktail die Wahrnehmung von Schmerz verstärkt, wundern Sie sich vielleicht schon etwas weniger darüber, weshalb Sie Schmerzen haben.

Unser Gehirn ist enorm komplex und verarbeitet eine fast unendlich scheinende Datenmenge gleichzeitig. Lebenserhaltende Körperfunktionen, auf die wir keinen bewussten Einfluss haben, werden vom Gehirn gesteuert. Damit das möglich ist, muss das Gehirn auf Vereinfachungen setzen, wo immer es möglich ist. Es stellt sich dabei nicht die Frage, ob seine Entscheidung langfristig gut oder schlecht, fair oder unfair ist.

Denn es hat nur eine einzige Aufgabe: Den Körper, auf dem es thront, am Leben zu erhalten. Das Gehirn wendet sich von Unangenehmem ab und Angenehmem zu. Um Energie zu sparen, greift es auf vergangene Erfahrungen zurück und reagiert entsprechend immer gleich.

Durch bestimmte Gedanken können die für den Schmerz zuständigen Netzwerke Ihres Gehirns so manipuliert werden, dass sich die Wahrnehmung von Schmerz verändert. Wir zeigen Ihnen, wie. Diese Gedanken-Prozesse haben wir Brücken genannt, weil sie Sie über den Schmerz hinwegführen.

Diese Gedanken sorgen für die Ausschüttung der Gegenspieler der Schmerztreiber-Hormone: Den Hormonen Serotonin und Dopamin, den sogenannten Glückshormonen. Nur sie sind in der Lage, Adrenalin und Cortisol zu neutralisieren. Gleichzeitig können diese Gedanken dafür sorgen, dass die Ausschüttung der Stresshormone sofort gestoppt wird. So kann der Körper die Selbstheilung in Gang setzen, die unter Stress erst einmal zurückgestellt wird.

Sie sehen: Sie können Ihr Gehirn durch bewusste Gedanken dazu veranlassen, Stresshormone auszuschütten. Oder Sie entscheiden sich für die Ausschüttung von Glückshormonen.

Alles, was Sie in diesem Buch lesen werden, ist durch neurowissenschaftliche Studien und Erkenntnisse gestützt. Manches mag Ihnen zunächst wie Hokuspokus erscheinen, aber das ist es nicht! Vertrauen Sie der Wissenschaft und lassen Sie sich auf die Gedanken-Brücken ein. Sie haben keine schädlichen Nebenwirkungen zu befürchten, höchstens, dass alles so bleibt wie es ist.

Wie schnell merken Sie einen Erfolg?

Mit jeder Gedanken-Brücke bekommen Sie ein Werkzeug an die Hand, mit dem Sie den Schmerz sofort reduzieren oder sogar ganz eindämmen können. Zunächst wird das nur ein kurzer Moment sein, doch wenn Sie bereit sind für gedankliche Trainingseinheiten, können die schmerzfreien Zeiten immer länger andauern.

Die *Sieben Brücken* und Ihre Bereitschaft zur Veränderung sind die Basis, das Fundament, auf das sich Ihre zukünftige Schmerzkontrolle stützt.

- Ihr Gehirn ist dafür verantwortlich, wenn Ihr Körper mit schmerztreibenden und entzündungsfördernden Stoffen geflutet wird.
- Ihr Gehirn ist auch dafür verantwortlich, wenn Ihr Körper mit schmerzlindernden und entzündungshemmenden Stoffen geflutet wird.

Sie können Ihrem Körper die Möglichkeit zum Einsatz seiner Selbstheilungskraft geben. Denn Sie können sich bewusst für das eine oder das andere entscheiden.

Lassen Sie sich von Ihrem Schmerz nichts mehr gefallen! Sie sind der Intendant Ihres Lebens-Theaters! Sie bestimmen, was Sie erleben. Verändern Sie Ihre Einstellung und es verändert sich Ihr Schmerzempfinden. Sofort. Die *Sieben Brücken* sind Gedanken-Brücken und Ihr Schlüssel zur Schmerzkontrolle.

Das Ziel der *Sieben Brücken*

Maximale Ausschüttung von Dopamin und Serotonin, um die für den Körper notwendige Voraussetzung zur Selbstheilung zu schaffen.

Umlenkung des Fokus:

- weg von Schmerz und damit verbundenen Ängsten
- hin zu emotional positiv belegten Erlebnissen
- weg von der Vergangenheit und daraus resultierender Vorstellung
- hin zur schmerzfrei erlebbaren Gegenwart

Erschaffen neuer neuronaler Verknüpfungen im Gehirn:

- Überschreiben alter gespeicherter Information
- Überschreiben alter gespeicherter Überzeugungen
- Überschreiben alter schmerzhafter Erinnerungen

Ihr Weg durch dieses Buch

Die *Sieben Brücken* basieren auf Methoden des Neurocoachings, kombiniert mit meiner persönlichen Erfahrung. Im Anschluss an die letzte Brücke erfahren Sie, wie Sie Ihre eigene Osteopathin werden können. Sie brauchen dafür weder zusätzliche Zeit, noch müssen Sie das Haus verlassen.

Die *Sieben Brücken* sollten Sie zunächst in der korrekten Reihenfolge durcharbeiten. Danach werden Sie selbst für sich entscheiden, welche der Brücken sie für sich nutzen möchten. Am besten ist natürlich, wenn Sie alle sieben in Ihren Alltag integrieren. Die osteopathischen Übungen sind nicht an eine bestimmte Brücke gebunden und einfach in Ihr normales Leben zu einzuflechten. Sie können jede Brücke mit jeder Übung kombinieren.

Nehmen Sie sich Zeit, die Brücken auszuprobieren und zu üben. Manche der Methoden sollten Sie definitiv in Ihr Leben integrieren, denn sie sind nicht nur für die Kontrolle von Schmerz wichtig. Ihr Leben wird allein durch die Umsetzung der Brücken eins und zwei eine allgemein positive Richtung nehmen.

Es ist wichtig, dass Sie so lange üben, bis Sie sich sicher sind. Denken Sie daran: Sie wollen Ihr zukünftiges Leben rocken! Deshalb müssen diese Gedanken-Brücken zum Automatismus werden! Anfangs werden Sie noch bewusst arbeiten, doch mit der Zeit hat Ihr Gehirn die alten Verknüpfungen getrennt und die neuen Abläufe abgespeichert. Das ist das

Ziel, denn diese laufen dann unbewusst ab und Sie brauchen nicht mehr darüber nachzudenken.

Wir haben den Brücken ungewöhnliche Namen gegeben: Ein Anfang, um Ihrem Gehirn das Signal zu geben: Aufgepasst! Hier verändert sich etwas!

Und ein weiterer wichtiger Aspekt ist das Lachen. Schmunzeln Sie ruhig über manche der Übungen, machen Sie sich über sich selbst lustig! Humor ist ein starker Glückshormon-Treiber!

Was Sie noch so beachten sollten? Sich selbst. Achtsamkeit ist Ihr Schlüssel zum Erfolg. Achtsam sein heißt: Beobachten, ohne zu beurteilen. Auch sich selbst, ebenfalls, ohne zu beurteilen. Verurteilen Sie sich nicht. Das zieht sich wie ein roter Faden durch alle Gedanken-Brücken.

Brücke Eins

Der innere Troubadour

Jammern ist ein schlechter Begleiter

Erst seit etwa zwei Jahrzehnten ist das allgemeine Interesse an der Erforschung der Funktionen unseres Gehirns so groß, dass die Neurowissenschaft erfreuliche Unterstützung erfährt. Eine neue Erkenntnis ist, dass unsere Gedanken und Worte Einfluss auf unseren Körper haben. Eine weitere, dass wir diese Gedanken bewusst steuern können.

Negative Gedanken haben schädliche Auswirkungen

Negative Gedanken haben eine schädliche Wirkung auf den Körper, positive Gedanken bewirken Heilsames. Wie Sie Ihre Gedanken in die für Sie richtige Richtung lenken, erfahren Sie in diesem Buch.

Stellen Sie sich bitte vor, Sie machen einen Spaziergang. Nach einiger Zeit schmerzt Ihr Rücken und Sie setzen sich auf eine Bank in der Sonne. Kaum sitzen Sie, nimmt eine Fremde neben Ihnen Platz. Sie trägt Ihre Gedanken in sich, und beginnt sofort zu plappern:

»Die Bank könnte man mal streichen. Die sieht ja übel aus. Frank betrügt mich. Er benimmt sich merkwürdig. Monika ist auch komisch. Da läuft doch was!«

Wie lange wollten Sie der Fremden zuhören?

Sie hat zwar Ihre Gedanken, ist aber nicht Sie. Es ist die Stimme in Ihnen, die niemals schweigt. Ihr innerer ständiger Schwätzer, ein Märchenerzähler wie im Mittelalter: ein innerer Troubadour.

Glauben Sie, dieser Troubadour verfolgt eine Strategie, die Ihnen den richtigen Weg durchs Leben zeigt? Nein, das tut er nicht. Er erreicht nur, dass Sie sich entweder gut oder schlecht fühlen.

Sorgen Sie dafür, dass Sie sich gut fühlen!

Versuchen Sie nicht, Ihr inneres Geplapper zu stoppen, denn das wird nicht gelingen. Aber Sie können den Ton verändern. Lenken Sie ihn bewusst in eine andere Richtung! Nachdem Sie über diese Brücke gegangen sind, wissen Sie, wie.

Ihre Gedanken haben oft wenig mit der Realität zu tun. Das liegt daran, dass Ihr Gehirn unablässig damit beschäftigt ist, Sie vor schädlichen Ereignissen in der Zukunft zu bewahren. Durch die Verknüpfung vergangener Erfahrungen und dem gegenwärtigen Moment bastelt sich das Gehirn die Zukunft. Da jeder weiß, dass die Zukunft nicht vorhersehbar ist (jeder, außer Ihrem Gehirn), betrachten Sie Ihren inneren Dialog am besten als Märchen.

Ihre Realität ist subjektiv. Sie wird aufgrund Ihrer persönlichen, in Ihrem Gehirn gespeicherten Glaubenssätze und den Erlebnissen in der Vergangenheit geschaffen. Sie ist weder falsch noch richtig, denn jeder Mensch greift auf eigene Märchen in seinem Gehirn zu. Es gibt keine zwei gleichen!

Was haben Gedanken und Worte mit Schmerz zu tun?

Ihre Märchen bestimmen Ihre Wahrnehmung von Schmerz. Sie veranlassen Ihr Gehirn zur Ausschüttung von Neurotransmittern, die Ihrem Körper entweder schaden oder ihn nähren. Das Gute ist, dass Sie Ihren Troubadour durch bewusstes Denken manipulieren können. Zunächst aber sollten Sie ihn beobachten, ohne zu beurteilen, was er zu sagen hat. Es ist wichtig, dass Sie lernen, sich von ihm zu distanzieren. Nicht Sie plappern ständig auf sich ein, sondern ein Märchenerzähler, der nichts mit Ihnen zu tun hat. Geben Sie ihm gerne selbst einen Namen, damit Sie ihn (oder sie) ansprechen können. Dieser Schritt ist wichtig, wenn Sie Ihren Schmerz in Zukunft kontrollieren wollen. Erst, wenn Sie Ihren Troubadour sehr genau kennen, werden Sie seine Vorgehensweise verändern können.

Die moderne Wissenschaft kann heute belegen, was die Menschen bereits seit 2500 Jahren wissen. Die Neurowissenschaft zeigt den starken Einfluss, welchen Gedanken auf den Körper haben. Dieser Einfluss kann positiv oder und auch negativ sein. Gedanken sind elektrische Impulse, mit deren Hilfe heutzutage bereits Computer gesteuert werden können.

Und wenn Sie einen Computer mit Ihren Gedanken beeinflussen können, dann können Sie selbstverständlich auch Ihren Körper beeinflussen!

Am Ende dieses Kapitels werden Sie wissen, wie Sie Ihre bewussten Gedanken zu Ihrem Vorteil nutzen können.

> — Achte auf Deine Gedanken,
> denn sie werden zu Worten.
> Achte auf Deine Worte,
> denn sie werden zu Handlungen.
> Achte auf Deine Handlungen,
> denn sie werden zu Gewohnheiten.
> Achte auf Deine Gewohnheiten,
> denn Sie werden Dein Charakter. —
>
> aus dem Talmud

Ein negativer Gedanke bedeutet für Ihr Gehirn Gefahr

Ein negatives Wort oder ein Gedanke, der vor dem Wort gebildet wurde – selbst, wenn es Ihnen noch so banal erscheint – bedeutet für Ihr Gehirn: Gefahr im Verzug! Ihr Körper wird sofort in den Überlebensmodus versetzt. Ihr Gehirn unterscheidet nicht zwischen »ein bisschen gefährlich« und »lebensgefährlich«, Gefahr ist immer gleich Lebensgefahr. Ihr Gehirn hat nur eine einzige Aufgabe: Es muss alles dafür tun, dass Sie am Leben bleiben.

Gefahr bedeutet Stress, und bei Stress passiert in Ihrem Körper Folgendes: Bestimmte Hormone oder Neurotransmitter, die Ihr Körper zur Abwendung der Gefahr braucht, werden ausgeschüttet. Zu diesen Hormonen gehören Adrenalin und Cortisol, die sogenannten Stresshormone oder auch Schmerztreiber-Hormone.

Cortisol übt dabei einen besonderen und nachhaltigen Effekt auf nahezu alle Organe aus, sofern diese ihm dauerhaft ausgesetzt sind. Es unterdrückt die Körperabwehr, verschlechtert die Gedächtnisleistung, erhöht die Entzündungswerte im Blut und fördert das Auftreten von Infektionen und Krebs. Durch Stress wird Schmerz in deutlich verstärkter Form wahrgenommen.

Gleichzeitig mit der Ausschüttung der Stresshormone werden alle für den Kampf gegen die vermeintliche Gefahr notwendigen Körpersysteme auf ein Funktionsminimum heruntergefahren: Leber, Nieren, Magen, Darm und Bauchspeicheldrüse arbeiten nur noch auf Sparflamme, denn diese Organe können durchaus für eine kurze Zeit weniger arbeiten, ohne dass der Körper Schaden nimmt. Auf Dauer aber bleibt das nicht ohne Folgen.

Bei Stress schaltet das bewusste Denken ab

Als weitere Sofortmaßnahme wird das bewusste Denken abgeschaltet! Das brauchen Sie jetzt nicht, denn das arbeitet viel zu langsam, um überlebenswichtige Entscheidungen zu treffen. Die Wissenschaft sagt: das Be-

Schmerzkreislauf

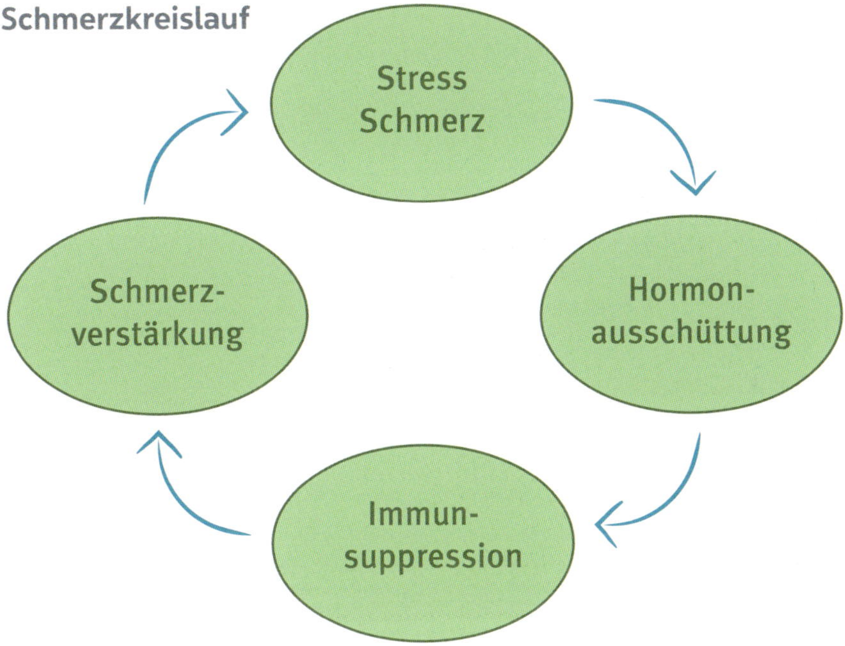

wusstsein hat eine Kapazität von 2000 Informationseinheiten, das Unbewusste verarbeitet 40 Millionen Informationseinheiten pro Sekunde! Das Unbewusste ist demnach ungleich viel schneller und mächtiger als das Bewusstsein. Deshalb kann das bewusste Denken Ihnen nicht helfen, aus dem bevorstehenden Kampf als Siegerin hervorzugehen!

Und natürlich rast Ihr Herz, der Blutdruck steigt, die Hände schwitzen – Sie sind bereit für den Gegner! Auch wenn es schwer zu glauben ist: Jedes Mal, wenn Sie Negatives auch nur denken, wird Ihr Körper in diesen Zustand versetzt. Das passiert immer,

- wenn Sie sich über das Leben beschweren, denn Ihr Gehirn interpretiert dies als Gefahr.
- wenn Sie sich über andere ärgern, denn Ihr Gehirn interpretiert dies als Gefahr.
- wenn Sie sich über sich selbst beschweren, denn Ihr Gehirn interpretiert auch das als Gefahr.

Jedes Jammern und Klagen ist Stress

Bei jedem negativen Wort wird Ihr Blut mit toxischen Substanzen geflutet: den Stresshormonen Cortisol und Adrenalin. Und glauben Sie nur nicht, dass Sie das mit freundlichen Worten ausgleichen könnten. Denn das Gehirn reagiert auf Negatives siebenmal stärker als auf Positives. Um sich von den Stresshormonen zu befreien, braucht es eine andere Strategie. Aber keine Sorge: In einer der nächsten Brücken erfahren Sie, welche.

Wenn Sie das Jammern und Lästern – auch über sich selbst – nicht in den Griff bekommen, machen Sie es Ihrem Körper schwer, seine Selbstheilungskräfte zu aktivieren.

Deshalb muss die *erste Brücke* über das Jammertal führen. Hier ist die gute Nachricht: Zwischen dem Impuls, einer alten Gewohnheit nachzugeben und schnell mal ein »ich hab so Kopfweh« zu sagen, liegt ein winziger Augenblick. Diesen Moment nutzen Sie zur Umkehr.

Der Troubadour bestimmt Ihr Handeln

Was in Ihrem Gehirn vor sich geht, sehen Sie anhand des folgenden Beispiels:

Sie sind im Theater, der Vorhang schließt sich zur Pause. Ihr Nachbar drängt an Ihnen vorbei, Sie stehen schnell auf, um ihn vorbeizulassen. Ihr Troubadour weiß zu berichten: »lange gesessen, zu schnell aufgestanden, Achtung Bandscheibe!« Ihr Gehirn interpretiert das als ein Signal für Gefahr, weil es auf eine alte Information zugreift: Den letzten Bandscheibenvorfall, der genau aus solch einer Situation heraus entstanden war. Es versetzt Ihren Körper sofort in den Überlebensmodus. Das Ergebnis: Sie erstarren – weder fliehen noch kämpfen wäre jetzt die gebotene Wahl – und warten auf einen stechenden Schmerz im Rücken.

Dieses Signal für Gefahr wird zunächst zum Zentralbahnhof Ihres Gehirns geschickt, dem Thalamus. Der Thalamus ist ein Teil des limbischen Systems, welches, gut vom Kortex (das ist die viel verzweigte Masse, die wir von Abbildungen des Gehirns kennen) beschützt und eingebettet, in der Mitte des Schädels liegt. Dort wird entschieden, wie mit dem Signal umgegangen wird.

Ihr Gehirn ist meisterlich darin, seine Ressourcen gut einzuteilen und hat wenig Interesse an zusätzlicher Arbeit. Es hat genug damit zu tun, Sie am Leben zu erhalten. Für Kleinigkeiten wird keine Energie verschwendet. Mit »Kleinigkeiten« meine ich, sich die Mühe zu machen herauszufinden, ob es sich wirklich um einen Bandscheibenvorfall handelt, oder eben nicht. Es bewertet die aktuelle Situation nicht etwa neu, indem es die aktuellen Begebenheiten gründlich untersucht. Nein, es gleicht sie bequem mit bereits in der Vergangenheit Erlebtem ab. Wenn Sie also nicht bewusst eingreifen, und Ihr Gehirn daran hindern, automatische Handlungen auszulösen, passiert Folgendes:

Der Thalamus schickt das Signal mit der Einstufung »Gefahr« direkt zur Alarmzentrale, der Amygdala. Diese ist auch ein Teil des limbischen Systems und hat ihren Namen nach ihrer doppelt mandelförmigen Form. Sie macht den Körper für den Kampf bereit, ganz nach dem Motto »Gefahr ist Gefahr«. Es gibt keine Unterscheidungen. Ihr Körper wird mit den Schmerztreiber-Hormonen geflutet. Das bewusste Denken wird abgeschaltet, Ihre Organe arbeiten auf Sparflamme, Ihr Herz rast, der Blutdruck steigt. Sie stehen unter Stress.

Sehr wahrscheinlich wird auch ein Schmerzsignal gesendet und so haben Sie jetzt tatsächlich starke Rückenschmerzen, obwohl sich Ihre Bandscheiben alle an ihrem angestammten Platz befinden. Sie empfinden Schmerz, ohne eine physische Grundlage dafür zu haben.

Wie das möglich ist, fragen Sie sich? Das ist Ihr *Schmerzgedächtnis*. Wie Sie die Kontrolle darüber erlangen, lesen Sie in den folgenden Kapiteln.

Strategie: Nutzen Sie den Augenblick

Dieser »Reiz-Reaktion-Ablauf« ist ein vom Gehirn abgespeicherter Automatismus, den Sie durch Ihr bewusstes Denken unterbrechen können. Sie können die alte abgespeicherte Information »zu lange gesessen, zu schnell aufgestanden = Bandscheibenvorfall = Gefahr« abändern und somit das Schmerzsignal umlenken.

Zwischen dem eingehenden Signal und der Reaktion des Thalamus liegt ein Augenblick. Ein winziger Moment, doch diesen können Sie bewusst nutzen, bevor Sie vom Automatismus überrollt werden. Dieser Mikro-Moment birgt Zeit genug, um das Signal mithilfe Ihres bewussten Denkens umzulenken.

Ergreifen Sie die Initiative

Doch zunächst einmal brauchen Sie das Bewusstsein dafür, wann Ihr Gehirn eine veraltete Information abgespeichert hat. Dazu benötigen Sie etwas Training. Zähmen Sie Ihren Troubadour! Lernen Sie zu erkennen, wann er Sie in die Irre führen will.

ATMEN SIE BEWUSST EIN UND AUS Sobald Sie bemerken, dass er Sie zum Jammern veranlassen will, atmen Sie einmal bewusst tief ein und wieder aus. Dieses bewusste Atmen schaltet den Reiz-Reaktion-Automatismus ab. So einfach ist das!

TREFFEN SIE EINE BEWUSSTE ENTSCHEIDUNG GEGEN TROUBADOUR Diese Maßnahme gibt Ihnen Zeit genug, den entstandenen Moment zum bewussten Denken zu nutzen, bevor Ihr Gehirn selbstständig handelt! Der Zentralbahnhof (Thalamus) leitet das Signal nicht mehr sofort und automatisch an die Alarmzentrale (Amygdala) weiter. Stattdessen sendet er es nun an den präfrontalen Kortex, also an den Teil des Gehirns hinter der Stirn, in der das Bewusstsein vermutet wird. Jetzt können Sie eine bewusste Entscheidung darüber treffen, was zu tun ist.

Ihr Körper wird nun nicht mit Stresshormonen geflutet, Sie haben keine der negativen Auswirkungen von Cortisol und Adrenalin, denn Ihr Gehirn schickt Sie nicht in den Überlebensmodus.

Zurück zum Beispiel im Theater: Sie stehen halb aufrecht, der Rücken ist verkrampft, aber Sie haben die Machenschaften des Troubadours erkannt und tief ein- und ausgeatmet. Jetzt können Sie Ihr bewusstes Denken benutzen: Schmerzt der Rücken wirklich? Wenn ja, welche Möglichkeit haben Sie, diesen Schmerz ganz einfach aufzulösen? Wenn Sie

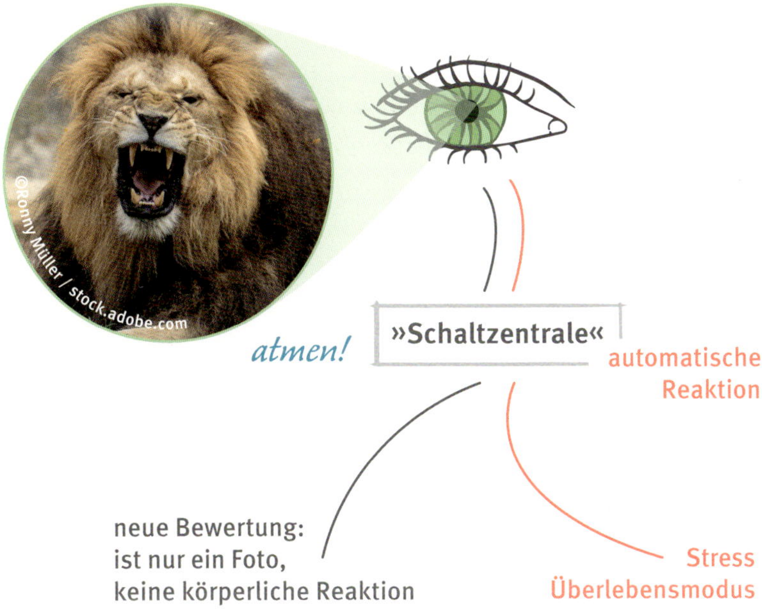

Leiten Sie die Reaktion um.

dieses Büchlein zu Ende gelesen haben, werden Sie immer eine Idee haben, was zu tun ist!

Ein unbewusster negativer Gedanke, ein negatives Wort, einfach so dahingesagt, hat *immer* die Ausschüttung von Stresshormonen zur Folge. Diese Erkenntnis verdanken wir vielen neurowissenschaftlichen Untersuchungen. Jedes Jammern, jedes Klagen, jedes Sich-Beschweren über sich und andere führt zu diesem Ergebnis.

Wenn Sie Ihrem Troubadour nicht Einhalt gebieten, versetzt er Ihren Körper ständig in den Überlebensmodus. Wie Sie jetzt wissen, ist das problematisch für Ihren gesamten Organismus und lässt sie vor allem jeden Schmerz deutlich mehr spüren.

Das verhindern Sie in Zukunft, indem Sie Ihre Gedanken beobachten, sie gegebenenfalls verändern und Ihre Worte sorgsam wählen. Mit ein wenig Achtsamkeit und Praxis, gelingt Ihnen das ganz leicht.

Üben Sie Ihre neue Denkweise

Um einmal vom Gehirn liebgewonnene Angewohnheiten zu ändern, bedarf es ein wenig der Übung. Für die nächsten Wochen brauchen Sie ein elastisches Armband, wie z. B. einen Haushaltsgummi, das Sie sich über das Handgelenk streifen, wie einen goldenen Armreif.

Nehmen Sie sich vor, den Troubadour im Alltag zu beobachten. Sobald Sie ihn bei negativen Gedanken oder Worten ertappen, »schnippen« Sie das Armband. Dann überlegen Sie, wie Sie die schädlichen Gedanken mit neutralen oder noch besser mit freundlichen, positiven Worten ersetzen können.

Notieren Sie am Abend in ein Notizbüchlein: Wie viele »Schnipser« waren es am ersten Tag? Wenn Sie dies nun täglich aufschreiben, sehen Sie, wie es jeden Tag ein bisschen besser wird. Und Ihr Gehirn liebt das Aufschreiben! So wird Ihre alte Jammer-Gewohnheit leichter und schneller mit der neuen Mir-geht's-gut-Gewohnheit überschrieben.

Um die alten Verhaltens- und Gedankenmuster dauerhaft zu ersetzen, braucht es viele Wiederholungen. Geben Sie nicht auf, Ihr Gehirn fällt sonst sehr leicht wieder in alte Muster zurück. Denken Sie immer daran: Es verschwendet ungern Energie. Zeigen Sie ihm immer wieder den neuen Weg. Es wird sich irgendwann automatisch daran ausrichten und den alten Weg vergessen.

So sehen Sie, ob Sie alles richtig gemacht haben

Damit Sie Ihren Erfolg auch feiern können, geben Sie sich Noten in Ihrem Notizbuch. Ihr Gehirn liebt es, gelobt zu werden!

Note 3, die Economy-Klasse: Sie haben den Troubadour erwischt und negative Gedanken bemerkt, nachdem Sie diese bereits gedacht oder ausgesprochen haben. Immerhin! Ein erster Schritt.

Note 2, die Business-Klasse: Sie haben gerade noch die Kurve bekommen. Während Troubadour dabei war, eine Beschwerde zu formulieren, haben Sie gerade noch mitten im Satz die Richtung gewechselt. Gratuliere! Das ist großartig!

Note 1, die Königs-Klasse: Es war einmal ... Ihr Troubadour kommt gar nicht mehr zu Wort. Perfekt! Sie haben Ihre Gedanken unter Kontrolle.

Ihre neue Denkweise zeigt Wirkung

Nach einiger Zeit werden Sie merken, dass es Ihnen auf die Nerven geht, wenn sich Ihre Mitmenschen dauernd beschweren. Das gilt auch für die negativen Nachrichten in Radio, Fernsehen oder in der Zeitung. All das löst die Ausschüttung von Stresshormonen aus, die Sie nicht brauchen können. Die Welt wird nicht besser, wenn Sie sich ständig deren Grausamkeiten aussetzen. Sie werden das Leben nicht davon abhalten, stattzufinden. Aber Sie können viel dazu tun, dass die Welt um Sie herum eine andere wird, wenn Sie selbst anders werden. Sie werden sehen, wie sich Ihr Umfeld mit der Zeit verändert.

Versuchen Sie, sich den Nachrichten nur einmal am Tag auszusetzen.

Wenn Sie es möglich machen können, so ist allerdings mein persönlicher Rat, möglichst ganz auf Nachrichten zu verzichten. Ich praktiziere das seit 20 Jahren. Die wichtigen Dinge erfahre ich trotzdem immer rechtzeitig. Negative Nachrichten werden auf allen Kanälen mindestens stündlich ausgestrahlt. Doch kein Unfallopfer wird wieder lebendig und kein Erdbeben rückgängig gemacht, wenn ich nicht sofort davon erfahre. Es ist genug, wenn ich es ein paar Tage später höre, dann ist die erste toxische Energie der Nachrichtenübermittlung auch verflogen.

Und ja, manchmal ernte ich bei meinen Mitmenschen Unverständnis. Doch das ist mir herzlich egal, und es belustigt mich, wenn ich höre: »Die Nachrichten ziehen mich total runter, ich kann sie wirklich nicht mehr hören!« Denn genau das passiert mir nicht!

Doch wenn Sie mit Gleichgesinnten üben können, macht es richtig Spaß! Die erste Brücke ist auch der erste und wichtigste Schritt für die Schmerzkontrolle. Verhindern Sie die Ausschüttung der Schmerztreiber-Hormone, so oft sie es können! Gehen Sie jetzt auch über die zweite Brücke, danach haben Sie dazu eine weitere Möglichkeit zur Hand.

Brücke Zwei

Der Klugschwätzer

Glauben Sie nicht alles, was Sie denken!

Für die Eigengestaltung des Erlebens und damit der Wahrnehmung von Schmerz spielen nicht nur Ihre Gedanken und Worte, sondern auch Ihre Glaubenssätze und Ihre Vorurteile eine entscheidende Rolle. Eine Überzeugung, deren Verfallsdatum längst abgelaufen ist, kann erheblichen körperlichen Schaden anrichten.

Sie wissen nun schon: Das Beenden der Jammerei ist wichtig, weil Sie dadurch die Ausschüttung der Schmerztreiber-Hormone reduzieren. Nun werden Sie erfahren: Auch falsche Überzeugungen sind sehr oft ein Auslöser von Stress. Wenn Sie Ihre Überzeugungen aktualisieren und den neuen Gegebenheiten anpassen, können Sie weiteren Stress reduzieren. Und Sie wissen: Je weniger Stress sie haben, desto weniger schädliche Hormone befinden sich im Blut und desto geringer wird Ihre Schmerzwahrnehmung.

Ändern Sie veraltete Überzeugungen

Eine Überzeugung oder ein Glaube ist nichts anderes als ein Gedanke, den Sie immer wieder und unaufhörlich denken. Dabei bilden sich starke neuronale Verknüpfungen im Gehirn, die sich mehr und mehr verdichten.

Stellen Sie sich einen Bauern vor, dessen Kühe auf einer entlegenen Weide grasen. Zweimal täglich muss er mit seinem Traktor einen Weidefasswagen mit frischem Wasser liefern. Dafür holt er den Traktor aus der Scheune, hängt den vollen Fasswagen an und fährt damit zur Weide. Den leeren Wagen nimmt er mit zurück. Die breiten schweren Reifen des Traktors graben mit den Wochen tiefe Furchen in den Erdboden. Nach einiger Zeit muss der Bauer seinen Traktor nicht mehr lenken, denn die Räder halten von allein die Spur.

So entstehen auch neuronale Verknüpfungen in Ihrem Gehirn. Eine Überzeugung ist ein Gedanke, den Sie immer wieder denken. Wie ein Traktor, der immer wieder in derselben Furche fährt.

Zurück zu den Kühen auf der Weide, die nach einigen Wochen alles abgegrast haben. Der Bauer muss sie nun auf eine neue Weide treiben, auf der saftiges Gras wächst. Natürlich brauchen die Tiere auch dort zweimal täglich frisches Wasser.

Der Fasswagen wird befüllt und an den Traktor gehängt. Doch nun kann der Bauer nicht mehr die Hände vom Lenkrad lassen, denn er muss einen ganz anderen Weg zur neuen Weide einschlagen. Er muss sein Fahrzeug also nicht nur bewusst und mit etwas Anstrengung auf einen neuen Weg lenken, sondern es auch aufmerksam auf dem Weg halten.

Einige Wochen später werden sich auf der neuen Strecke tiefe Furchen gebildet haben, auf denen der Traktor wie von selbst fährt. Der Weg zur alten abgegrasten Weide wird sich nach und nach einebnen.

So schaffen Sie neue neuronale Verknüpfungen in Ihrem Gehirn. Mit etwas Anstrengung überwinden Sie Ihren Klugschwätzer, der Sie von alten Glaubenssätzen zu überzeugen sucht. Durch Achtsamkeit – damit Sie nicht versehentlich in unerwünschte Furchen rutschen – wird es Ihnen gelingen, nach neuen Überzeugungen zu leben. Überzeugungen, die Ihrem Körper guttun und Ihnen Freude bereiten.

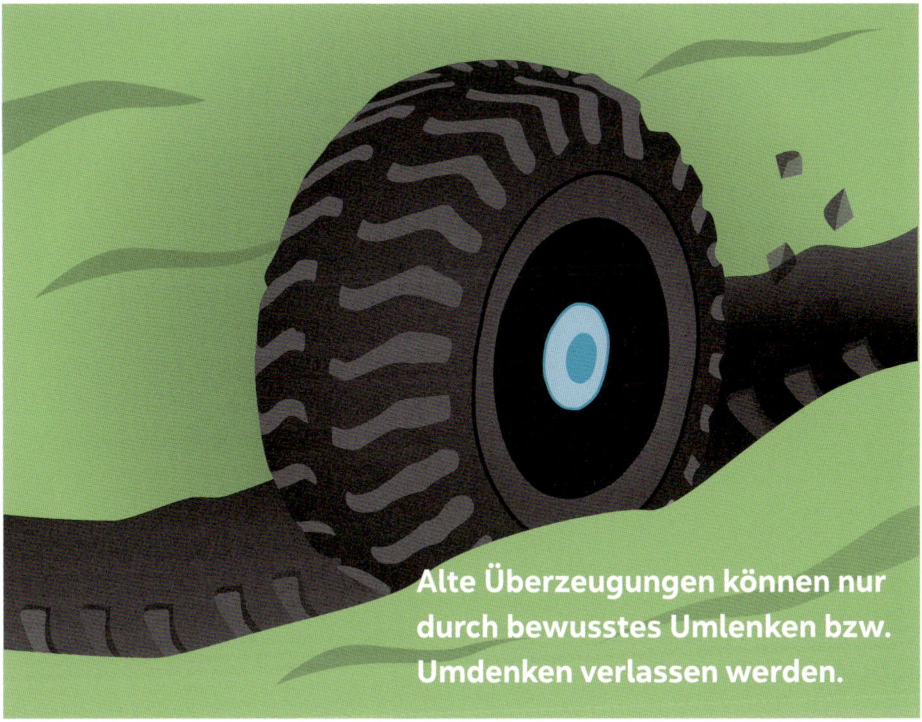
Alte Überzeugungen können nur durch bewusstes Umlenken bzw. Umdenken verlassen werden.

Die Entstehung des Schmerzgedächtnisses

Schmerz ist ein wichtiges Signal, ohne das wir nur schwer überleben könnten. Er verhindert, dass Sie Ihrem Körper weiteren Schaden zufügen. Erst, wenn verletztes Gewebe versorgt wurde, lässt der Schmerz langsam nach und das Gewebe heilt.

Dauert die Heilung länger als gewöhnlich kommt es vor, dass das Gehirn sich eine Abkürzung zurechtlegt. Damit es nicht immer wieder erfolglos abfragen muss, ob das Schmerzsignal noch notwendig ist, speichert es einfach eine Information ab, auf die es sofort zugreifen kann. Es lässt den Umweg über das Abfragen einfach weg. So entsteht das Schmerzgedächtnis. Die lang andauernde Wahrnehmung von Schmerz ist also oft eine veraltete Information!

Sie erinnern sich: Unser Gehirn ist ein Faulpelz. Es schafft sich Abkürzungen, wo auch immer es geht, und sendet nun einfach munter weiter Schmerzsignale. Es bleibt auch dann noch dabei, wenn das Gewebe längst abgeheilt ist. Wie eine einmal zurechtgelegte Überzeugung, die nie mehr hinterfragt wird.

Bei einem aktivierten Schmerzgedächtnis sprechen Therapeuten von »unspezifischem Schmerz«. Das bedeutet nichts anderes, als dass keine therapierbare Ursache für den Schmerz erkennbar ist. Die alte Verletzung ist gut verheilt, es gibt keinen erkennbaren Grund für Beschwerden.

Trifft dies bei Ihnen zu, so ist das eine sehr gute Nachricht! Ihr Gehirn hat eine alte Überzeugung gespeichert, die nun Ihre Schmerzen verursacht. Aber: Sie können jede Überzeugung durch Ihr bewusstes Denken ändern.

Strategie: neue Verknüpfung setzen

Das Schmerzgedächtnis ist eine besondere Überzeugung. Wir nennen es gerne den Klugschwätzer. Er nimmt eine exponierte Stellung unter den Überzeugungen ein, denn er verfügt über die größte Macht: den Schmerz! In seinem Fall ist es nicht damit getan, nur neu über den Schmerz nachzudenken. Sie müssen eine wirksame List anwenden, die den Klugschwätzer sprachlos werden lässt.

Der Klugschwätzer bestimmt ihr Handeln

Nehmen wir an, Sie gehören zu den Menschen, die seit Monaten an Rückenschmerzen leiden und deren Therapeuten keine Antwort mehr darauf haben. Gestern Abend waren Sie zu Besuch bei Freunden, es wurde spät und Sie übernachteten dort. Frühmorgens meldet sich Ihr Klugschwätzer zu Wort: »Das ist wieder typisch. Immer dasselbe. In Gästebetten sind immer ausrangierte Matratzen. Wie konnte ich nur so dumm sein, und hier übernachten? Das bezahle ich wieder mit wochenlangen Rückenschmerzen.«

Achten Sie auf »ist wieder typisch«, »das ist immer so« und »ich bin dumm«. Das ist Jammerei vom Feinsten, und zwar über sich selbst!

Vorsichtig versuchen Sie, aufzustehen. Und da ist er schon, der Schmerz, wie der Klugschwätzer es prophezeit hat!

Aber Sie wissen nun, Schmerz passiert im Gehirn. Durch bewusstes Denken lassen sich bestimmte Funktionen des Gehirns beeinflussen, die für den Schmerz verantwortlich sind.

Was können Sie also jetzt tun? Sie könnten tun, was Sie früher getan hätten: Unter Ächzen und Stöhnen aufstehen, sich mühsam ankleiden und schnellstmöglich schmerzstillende Medikamente einnehmen. Warten, bis die hoffentlich etwas bewirken, dann zum Arzt gehen und sich spritzen lassen. Das x-te Rezept für Physiotherapie ausgestellt bekommen und hoffen, dass irgendeine Maßnahme irgendwann helfen möge.

Ergreifen Sie die Initiative

Sie könnten aber auch etwas Neues ausprobieren. Handeln Sie gegen den Rat des Klugschwätzers. Dazu brauchen Sie etwas Mut und Vertrauen zu sich selbst.

BEWUSSTES ATMEN Atmen Sie zunächst bewusst ein, und wieder aus. Damit irritieren Sie den Klugschwätzer, der Sie vom Ausprobieren unbekannter Maßnahmen abhalten will. Denken Sie daran: Der Klugschwätzer ist eine machtvolle Überzeugung, die das Schmerzgedächtnis aufrechterhält. Er wird, genau wie der Troubadour aus der ersten Brücke, immer alles dafür tun, dass Sie ihm folgen.

SCHMERZFREIE POSITION FINDEN Finden Sie zunächst eine schmerzfreie oder wenigstens erträgliche Position. Werden Sie sich bewusst, dass Ihr Rücken *jetzt*, im gegenwärtigen Moment, schmerzfrei ist. Halten Sie diesen Gedanken und das Gefühl bewusst fest.

Nutzen Sie jetzt eine Besonderheit des menschlichen Gehirns zu Ihrem Vorteil: Das Gehirn unterscheidet nicht zwischen Realität und Vision! Es reagiert auf beides in derselben Weise. Das bedeutet, dass es auch Hormone zur Ausschüttung bringt, wenn Sie sich nur etwas vorstellen.

MIT EINER VORSTELLUNG ARBEITEN Bleiben Sie also in ihrer Position und stellen Sie sich vor, wie Sie einfach aufstehen. Es passiert nichts, alles ist in Ihrem Kopf. Sie stellen sich vor, dass Sie schmerzfrei sind, ziehen sich in Ihrer Vision an und gehen aus dem Zimmer. Sie bieten Ihrem Gehirn auf diese Weise eine neue Information an. Der erste Schritt zur Löschung des Schmerzgedächtnisses ist getan. Aber noch liegen Sie!

GÄHNEN SIE Machen Sie jetzt etwas Ungewöhnliches. Um den Klugschwätzer aus seinem Konzept zu bringen, verwirren Sie ihn: Gähnen Sie, gähnen Sie drei-, viermal! Achten Sie darauf, was dabei in Ihrem Kopf vor sich geht, ohne das zu beurteilen. Stellen Sie nur fest, was passiert. Das Ziel bei dieser Übung ist unter anderem, Ihren Fokus vom möglichen Schmerz auf etwas völlig anderes zu lenken. Sie konzentrieren sich auf die Empfindungen beim Gähnen.

Jetzt bewegen Sie Ihren unteren Rücken in Mikroschritten, indem Sie ihre ausgesteckten Beine abwechselnd etwas lang machen. Strecken Sie erst den einen Fuß aus, dann den anderen. Bewegen Sie den Rücken so weit, wie es schmerzarm möglich ist. Nur ganz, ganz kleine Bewegungen. Stellen Sie sich dabei weiter vor, wie Sie schmerzfrei aufstehen.

Gähnen Sie wieder, dann spannen Sie den Bauch an, und stehen Sie langsam auf.

Üben Sie das Setzen neuer Verknüpfungen

Wenn Sie alles richtig gemacht haben, sind Sie nun schmerzfrei aufgestanden und Sie haben eine neue Verknüpfung in Ihrem Gehirn gesetzt: Bewegung, auch wenn es nur eine winzige ist, schmerzt nicht.

Und Sie haben Ihrem Gehirn weitere sinnvolle Informationen angeboten: Ich kann in fremden Betten übernachten, deshalb kann ich auch wieder verreisen! Wenn ich verreisen kann, ist auch ein Kinobesuch wieder möglich. Wenn ich das kann, steht auch einem Restaurantbesuch nichts mehr im Wege!

Durch diese frohen Gedanken werden Glückshormone ausgeschüttet, die das Gegengift zu den Schmerztreiber-Hormonen sind. Sie helfen dem Körper, seine Selbstheilungskraft zu mobilisieren. Je öfter Sie das machen, desto mehr entziehen Sie dem Klugschwätzer seine Macht.

Sie haben nun gelernt, wie Sie mit bewussten Gedanken eine neue Zukunft erschaffen. Vergessen Sie nie: Ihr Gehirn unterscheidet nicht zwischen Realität und Vision! Bieten Sie ihm die Vision, die Ihnen am besten dient! Und verhindern Sie durch bewusstes Denken, dass es aus Bequemlichkeit auf alte, nicht mehr relevante Information zugreift.

Stellen Sie Ihre Überzeugungen auf den Prüfstand. Entscheiden Sie, ob der Klugschwätzer Ihnen dienlich ist oder schadet.

Lassen Sie sich von Ihrem Gehirn nicht alles gefallen, glauben Sie nicht alles, was Sie denken!

Brücke zwei

- Schalten Sie den Automatismus Ihrer Denkweise ab, indem Sie einmal tief ein- und ausatmen.
- Dann denken Sie erst einmal genau und in Ruhe neu nach.
- Wie fühlt sich die bisherige, alte Überzeugung an: gut oder falsch? Überwinden Sie die Angst, denn die generiert sich aus der Vergangenheit. Auch der Schmerz hat seinen Ursprung in der Vergangenheit.
- Konzentrieren Sie sich auf die Gegenwart und ändern Sie Ihre Gedanken entsprechend.
- Dann handeln Sie neu. Jetzt haben Sie die Macht.

Brücke Drei

Der Retter

Was eine schöne Erinnerung vermag

Sie können die Welt nicht kontrollieren. Ihre Gedanken aber schon. Die Auffassung, dass Geist und Körper verschiedene Materien seien, und nichts miteinander zu tun hätten, stammt aus dem 17ten Jahrhundert von dem Philosophen René Descartes. Die Vermutung liegt nahe, dass er diese These aus politischen Gründen aufgestellt hat. Da zu dieser Zeit in Europa Kirche und Politik eine Einheit waren, war es eine pfiffige Idee zu proklamieren, dass der Körper ein Mechanismus sei, der mit dem Geist nichts zu tun habe.

Erstaunlich ist, dass sich die Auffassung des Getrennt-Seins von Kopf und Körper bis heute in der aktuellen Therapie wiederfindet.

Wie und wo entsteht Schmerz?

Der Prozess »Schmerz« beginnt mit der Stimulation verschiedener Nervenrezeptoren, sobald eine Körperstruktur beschädigt wurde. In diesem Moment sendet ein spezieller Rezeptor, der Nozizeptor, ein Signal an das Gehirn: »Achtung! Beschädigtes Gewebe!«

Die Wahrnehmung von Schmerz setzt nicht gleichzeitig mit der Verletzung ein, sondern etwas später; erst nachdem das Signal gesendet und verarbeitet wurde. Eine Schnittwunde schmerzt nicht sofort. Richtig weh tut sie erst, nachdem Sie ein Pflaster drauf gemacht haben.

Schmerz ist ein sinnvolles Alarmzeichen

Bei einer akuten Verletzung sorgt Schmerz dafür, dass zunächst kein weiterer Schaden am Körper entsteht. Manchmal dadurch, dass die verletzte Stelle nicht mehr bewegt werden kann, bis sie professionell versorgt worden ist. Der Schmerz funktioniert ähnlich wie eine Alarmanlage.

Der Einsatz der Retter hängt von der Erfahrung ab

Nehmen wir an Sie lebten in einem Haus, und fürchteten sich vor ungebetenen Gästen bei Nacht. Sie lassen von einer Sicherheitsfirma ein Alarmsystem installieren, das Sie gegen Einbruch schützen soll. Und wirklich passiert es, dass ein unvorsichtiger Gauner versucht, in Ihr Haus einzudringen. Er bricht das Schloss der Eingangstüre auf! Und genau in diesem Moment reagiert die Alarmanlage, die Sie eingerichtet haben: Sie sendet ein Signal an eine Einsatzzentrale, entweder bei der Polizei oder der Sicherheitsfirma: »Achtung! Beschädigtes Schloss!«

Bis hierher ist noch nichts geschehen, außer, dass der Gauner vermutlich durch das akustische Signal erschrocken ist. Die Rettung durch Einsatzkräfte ist noch nicht vor Ort, es wurde nur ein Alarmsignal an die Einsatzzentrale geschickt. Erst nach dem Empfang des Warnsignals schickt die Polizei Beamte per Blaulicht los. Zwischen der Zerstörung des Schlosses und dem Einsatz der Rettungskräfte vergeht Zeit.

Die Anzahl der Helfer, die zum Einsatz ausgeschickt werden, basiert auf der Erfahrung in der Vergangenheit: Ist der Einbrecher vermutlich allein, oder handelt es sich um eine Bande? Wie geschickt wurden Schlösser bisher aufgebrochen? Wie lange hat es gedauert, bis der oder die Einbrecher im Haus waren? Wie hoch war der Schaden? All diese Kriterien werden bei der Wahl der Hilfsmittel und Anzahl Einsatzkräfte mit einbezogen.

Analogie zur Schmerzwahrnehmung

Von der Verletzung einer Gewebestruktur bis zur Wahrnehmung von Schmerz vergeht ebenfalls Zeit. Das Schloss an Ihrer Haustüre steht für das verletzte Gewebe am Körper, das Alarmsignal wird von den Nozizeptoren ausgelöst und die Sicherheitsfirma oder Polizeistation befindet sich in Ihrem Gehirn. Die Intensität des Schmerzes basiert auf der Erfahrung in Ihrer Vergangenheit.

Sie können auf Ihre Schmerzwahrnehmung bewusst Einfluss nehmen, indem Sie Ihren Retter aktivieren. Dazu nutzen Sie wieder dieselbe Funktion Ihres Gehirns, wie bei der Überlistung des Klugschwätzers in Brücke zwei: Das Gehirn reagiert auf Realität und Vision in der gleichen Weise. Das Ergebnis ist nicht immer zu Ihrem Vorteil, denn es bestimmt Ihre Wahrnehmung von Schmerz. Das geschieht nicht nur aufgrund in der Vergangenheit gemachter Erfahrungen; aus diesen Erkenntnissen formt es auch zukünftige Reaktionen.

Dazu ein Beispiel aus meinem Bekanntenkreis: Max, ein entfernter Bekannter meiner Familie, muss die Küche verlassen, wenn seine Frau beim Kochen ein scharfes Messer in die Hand nimmt. Ich habe erlebt, wie er zitterte, seine Atmung wurde flach, sein Puls raste und Schweiß stand ihm auf der Stirn. Er musste sich setzen, um nicht ohnmächtig zu werden. Der Mann ist noch keine 40 Jahre alt! Natürlich war ich neugierig und wollte wissen, woher diese heftige Reaktion kam. Und er erzählte mir, dass er sich vor einigen Jahren beim Zwiebelschneiden so verletzte, dass die Kuppe seines linken Zeigefingers angenäht werden musste. Der ganze Prozess war traumatisch, von der Fahrt ins Krankenhaus mit dem nicht enden wollenden Blutfluss, bis hin zum Annähen der Fingerkuppe. Leider wollten sich die beiden getrennten Gewebsstrukturen nicht mehr so einfach wieder verbinden, die Wunde entzündete sich, die vielen Verbandswechsel wurden zur Höllenqual. Viele Wochen vergingen, bis der Heilungsprozess endlich in Gang kam. Die Schmerzen ließen nach, die Wunde verheilte. Ich bat Max, mir den betroffenen Finger zu zeigen. Es war kaum eine Narbe zu erkennen, nicht einmal eine Schwellung. Das verletzte Gewebe war vollkommen verheilt. Und dennoch: Beim Anblick eines scharfen Messers nimmt Max nicht nur starke Schmerzen wahr, sondern sein gesamter Körper versagt ihm den Dienst!

Nun kennen Sie bereits zwei wichtige Faktoren, die die Wahrnehmung von Schmerz beeinflussen: Die Erfahrung aus der Vergangenheit gepaart mit der Angst vor der Zukunft. Die Vergangenheit lässt sich nicht ändern. Die Zukunft kann keiner kennen. Dennoch produziert Ihr Gehirn Angst. Die Angst soll Sie davon abhalten, Ihren Körper erneut einer Gefahr auszusetzen.

Grundsätzlich ist das eine sehr nützliche Funktion des Gehirns, doch eben nicht immer und nicht in jeder Situation. Wenn Max keine Möglichkeit findet, sein Gehirn zu beherrschen, wird er nie mehr ein Messer in die Hand nehmen können, ohne Gefahr zu laufen, ohnmächtig zu werden.

Strategie: gute Erinnerung abspeichern

Falls Sie im Moment an lang anhaltenden unspezifischen Schmerzen leiden, lassen Sie sich auf ein Experiment ein: Finden wir gemeinsam Ihren Retter. Er wird Ihnen in Zukunft nicht nur bei der Schmerzkontrolle behilflich sein, sondern auch in vielen anderen Lebenssituationen.

Es kann nichts passieren, außer, dass alles so bleibt, wie es ist. Notieren Sie sich bitte in Ihrem Notizbüchlein auf einer Skala, von 0 = schmerzfrei und 10 = unerträglich, die Intensität Ihres Schmerzes. Wenn Sie die Möglichkeit dazu haben, nehmen Sie bei dieser Übung ein Video von sich selbst auf. Mit dem Smartphone funktioniert das leicht. Sie werden staunen, wie sich Ihr Körperausdruck allein durch Ihre Gedanken verändert!

Ergreifen Sie die Initiative

VORBEREITUNG Nehmen Sie auf einem gemütlichen Stuhl oder Sofa Platz und entspannen Sie sich. Das geht am besten, indem Sie ein paarmal gähnen und die Arme und Beine ausstrecken.

VISION EINER TRAURIGEN ERINNERUNG Schließen Sie die Augen und stellen sich etwas sehr Trauriges vor. Vielleicht erinnern Sie

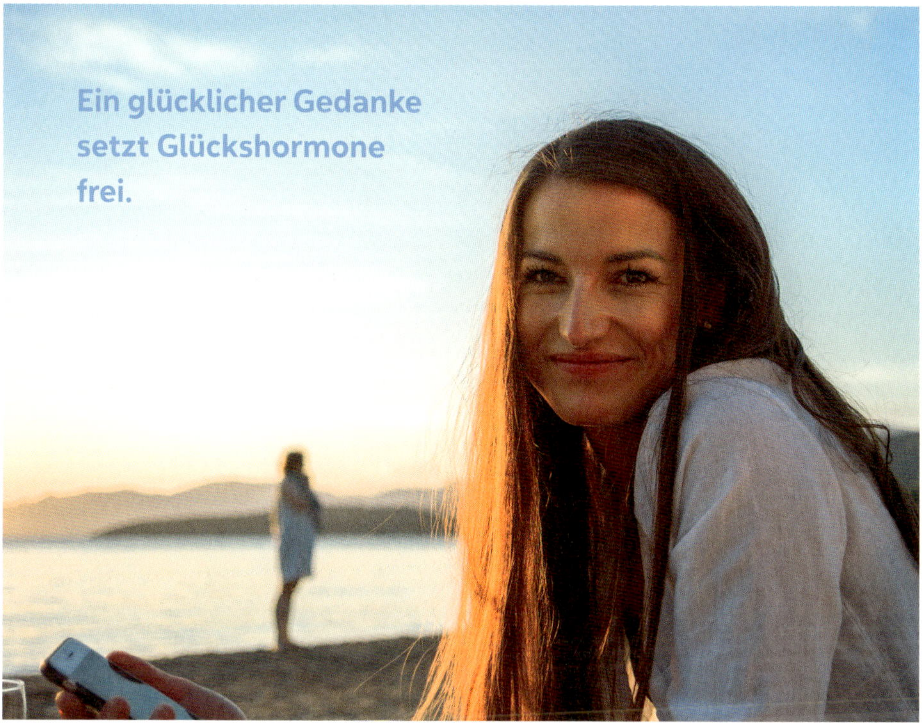

sich an einen traurigen Film oder ein Buch. Achten Sie auf sich. Was geschieht mit Ihnen? Und verzeihen Sie mir bitte, wenn ich Sie dazu auffordere, Ihren Körper ganz kurz unter Stress zu setzen.

Wenn Sie möchten, sehen Sie sich Ihr Video an. Wie sieht Ihr Gesichtsausdruck aus, welche Haltung haben Ihre Schultern? Schreiben Sie in Ihr Notizbuch, ob sich Ihr Schmerzempfinden verändert hat. Vermutlich fühlen Sie sich schlechter.

VISION EINER GLÜCKLICHEN ERINNERUNG Nehmen Sie dann wieder auf Ihrem Stuhl oder dem Sofa Platz. Schließen Sie die Augen. Gähnen Sie wieder ein paarmal, strecken Sie Arme und Beine. Rollen Sie langsam den Kopf von einer Seite zur anderen und wieder zurück. Atmen Sie tief ein und wieder aus.

Holen Sie sich den wunderbarsten Augenblick in Ihr Gedächtnis, den Sie sich vorstellen können!

Wenn Ihnen spontan nichts einfällt, denken Sie sich etwas aus! Ihr Gehirn kennt keinen Unterscheid zwischen Realität und Vision. So machen Sie den Stress von vorhin auch wieder gut.

Gibt es einen Augenblick im Leben, der Sie zu Tränen der Freude gerührt hat? Macht der Sonnenaufgang am Ionischen Meer Sie glücklich? Oder der Blick über ein schneebedecktes Gebirge, wenn Sie ganz oben auf dem Gipfel stehen? Sitzen Sie auf Ihrem eigenen Pferd und reiten durch blühende Wiesen in Andalusien? Oder lehnt Ihr Enkelchen sein Köpfchen an Ihr Gesicht und Sie spüren seine Liebe, atmen seinen Duft? Was auch immer es ist, spüren Sie ganz genau hin! Holen Sie sich die Emotion. Lassen Sie sie zu. Nehmen Sie sich so viel Zeit, wie Sie brauchen.

VERANKERUNG Sobald Sie Ihre Vision gefunden haben, verankern Sie sie in Ihren Gedanken und in Ihrem Herzen. Öffnen Sie die Augen. Atmen Sie ein und wieder aus. Schließen Sie die Augen gleich wieder und holen Sie sich Ihre Vision aufs Neue. Genießen Sie sie eine Weile. Dann öffnen Sie die Augen und spüren in sich hinein. Diese Vision ist Ihr Retter. Wie fühlen Sie sich?

Schreiben Sie in Ihr Notizbuch, wie Ihr Schmerzempfinden sich verändert hat. Wenn Sie alles richtig gemacht haben, freue ich mich, dass es Ihnen deutlich besser geht.

Üben Sie das Aufrufen dieser Erinnerung

Wichtig ist jetzt, dass Sie mit einiger Übung lernen, diese Erinnerung, den Retter, sofort abrufen zu können. Als nächsten Schritt trainieren Sie, das bei geöffneten Augen zu schaffen. Und dann begeben Sie sich ins Leben! Rufen Sie Ihren Retter so oft sie wollen. Holen Sie ihn zu sich an Ihren Schreibtisch, beim Staubsaugen oder im Supermarkt an der Kasse. Üben Sie, den Retter zu aktivieren, ohne dass Ihr Umfeld etwas davon ahnt.

Dieses Können zahlt sich aus. Sobald Sie in Zukunft glauben, Schmerz zu empfinden: Setzen Sie den Retter ein! Angst vor Schmerz? Der Retter hält dagegen!

Gehirn und Körper

Das passiert in Ihrem Gehirn, wenn Sie sich eine emotional stark positive Vision ins Gedächtnis rufen:

Das Gehirn veranlasst die Ausschüttung der Glückshormone Dopamin und Serotonin. Diese Neurotransmitter sind die Gegenspieler der Schmerztreiber-Hormone Adrenalin und Cortisol. Sie sind unbedingt notwendig, damit Ihr Körper seine Selbstheilung einsetzen kann. Die Glückshormone vertreiben die Schmerztreiber-Hormone. Je stärker Ihre Vision ist, desto mehr Serotonin und Dopamin produzieren Sie.

Es ist ein Märchen, dass wir uns auf mehrere Dinge gleichzeitig fokussieren können. Multitasking ist auch uns Frauen leider nicht möglich, auch wenn wir das gerne glauben wollen. Richtig ist, dass sich das Gehirn nur auf eine Sache konzentrieren kann. Wenn Sie sich also auf eine emotional stark positive Vision konzentrieren, kann Ihr Gehirn weder Stresshormone zur Ausschüttung bringen noch die Schmerzwahrnehmung erhöhen.

Wenn Sie Ihrem Gehirn die Möglichkeit geben, wird es sich immer zum Angenehmen wenden. Nichts ist ihm lieber! Es ist seine Natur, sich vom Unangenehmen abzuwenden. Jetzt, da Sie dieses Wissen haben, können Sie ein weiteres kraftvolles Werkzeug einsetzen, um Ihr Schmerzgedächtnis auszulöschen.

Lassen Sie sich von Ihrem Gehirn nicht alles gefallen! Nutzen Sie diese Visionstechnik und schreiten Sie bewusst ein, wenn Ihnen etwas nicht gefällt!

Setzen Sie den Retter immer ein, wenn Sie Schmerz verspüren. Banale Verletzungen wie zum Beispiel ein Stoß gegen das Schienbein oder den Kopf eignen sich prima zum Üben und vor allem, um Vertrauen in die Methode aufzubauen. Sollten Sie zu lange gesessen haben, weil Sie dieses Buch lesen, spannen Sie jetzt den Bauch an, erinnern sich an Ihren Retter und stehen Sie dann erst langsam und bewusst auf.

Geben Sie Ihrem Retter einen Namen und gehen Sie mit ihm über die *dritte Brücke*.

Brücke Vier

Das Ablenkungsmanöver

Gähnen Sie doch mal!

Gähnen und Strecken entspannen Gehirn und Körper. Nach einem herzhaften Gähnen, und wenn wir dabei auch noch Arme und Beine ausstrecken können, fühlen wir uns ausgeruht und erfrischt. Zahllose Untersuchungsergebnisse der Neurowissenschaft zeigen: Gähnen und Stecken sind wichtige Bausteine der neuromuskulären Funktionsweise des Körpers.

Einer der vielen Irrglauben ist, dass wir nur dann gähnen, wenn wir müde sind. Gähnen Sie, bevor Sie abends einschlafen? Ich habe mich beobachtet und festgestellt: Ich gähne nicht.

Aufgrund dieses Irrglaubens ist das Gähnen in der Öffentlichkeit verpönt. Schließlich zeugt es von schlechten Manieren, seinem Gegenüber unverhohlen zu signalisieren, dass man sich in seiner Gegenwart langweilt.

Dabei hat schon das Gähnen allein, auch ohne das zusätzliche Strecken, verschiedene gesundheitsfördernde Wirkungen. Eine davon ist, Stress abzubauen. Eine andere, ein überhitztes Gehirn abzukühlen. Nicht nur für uns Menschen ist Gähnen wichtig, sondern auch für Säugetiere. Wenn Sie eine Katze oder einen Hund beobachten, dann werden Sie feststellen, dass die Tiere das Gähnen auch zur Deeskalation einsetzen. Sie

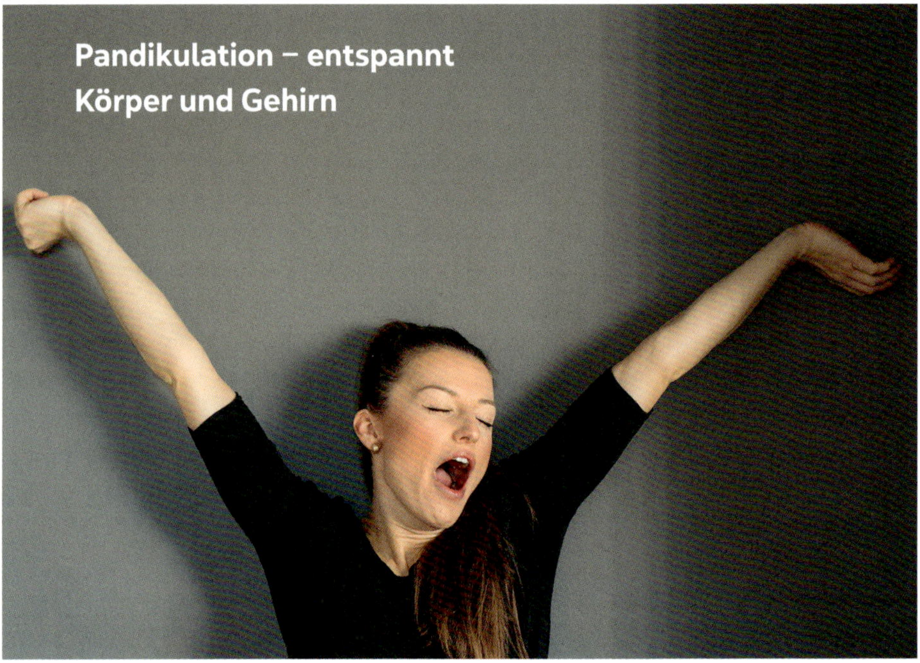

bauen dadurch Stress ab und signalisieren dem Gegenüber, dass eine tätliche Auseinandersetzung nicht notwendig ist.

Ultraschallbilder von Schwangeren zeigen Föten, wie sie bereits im Mutterleib gähnen. Das lässt ahnen, wie tief diese Reaktion in unserem Nervensystem verwurzelt ist.

Gähnen und Strecken sinnvoll einsetzen

Gähnen und Strecken sind natürliche Reaktionen des Körpers auf Muskelverspannungen. Diese Reaktionen sind die Vorbereitung auf kommende Bewegung, wie zum Beispiel nach dem Schlaf, und können auch ein Ausdruck von Bewegungsmangel sein, wie zum Beispiel nach zu langem Sitzen. Das sensomotorische System wird mit diesen Reaktionen geweckt, und dadurch reguliert sich das Spannungsniveau der Muskeln.

Das Gähnen in Verbindung mit dem Strecken von Armen und Beinen hat einen Namen: die Pandikulation.

Ohne Pandikulation verspannen sich auf Dauer die Muskeln und die Sehnen verkürzen sich. Durch die verspannten Muskeln und verkürzten Sehnen zieht sich der Körper zusammen, die Beweglichkeit der Gelenke verschlechtert sich und die allgemeine Körperhaltung wird schlecht. Der Körper verliert seine Stabilität.

Schmerz ist Stress

Unser vegetatives Nervensystem besteht aus dem sympathischen Nervensystem (Sympathikus), das für Aktivität sorgt, und dem parasympathischen Nervensystem (Parasympathikus), das für Ruhe und Erholung zuständig ist. Wenn beide perfekt aufeinander abgestimmt sind, befinden sich Körper und Geist im Gleichgewicht.

Wenn Sie unter Schmerzen leiden, gewinnt der Sympathikus die Oberhand und sorgt für die Ausschüttung der Hormone Adrenalin und Cortisol. Für eine kurze Zeit kann Ihr Körper mit diesen Hormonen gut umgehen. Sie sind wichtig, wenn Sie um Ihr Leben fürchten müssen, denn sie sorgen dafür, dass Ihr Körper für den Kampf bereit ist. Auf Dauer aber können Ihre lebenswichtigen Organe diesem permanent toxischen Hormoncocktail nicht standhalten: Sie werden krank. Als wäre anhaltender Schmerz nicht schlimm genug, schadet er auch dem ganzen Körper!

Denn Cortisol und Adrenalin sind sogenannte Stress- oder auch Schmerztreiber-Hormone, die bei reeller physischer Gefahr zur Ausschüttung gebracht werden. Schmerz, und auch die Angst vor Schmerz, haben denselben Effekt. Denn der ist für den Körper gleichbedeutend mit Stress, und Stress ist nichts anderes als Gefahr. Schmerz ist Stress, Stress bedeutet vermehrte Ausschüttung von Adrenalin und Cortisol, und das wiederum bedeutet erhöhte Schmerzwahrnehmung. Wieder haben wir es mit demselben verhängnisvollen Kreislauf zu tun, den wir unterbrechen wollen.

Pandikulation als Ablenkungsmanöver

Diese Unterbrechung gelingt Ihnen durch Pandikulation, sie ist Ihr Ablenkungsmanöver, die Ablenkung vom Schmerz. Durch sie wird der Parasympathikus aktiviert, der Sympathikus beruhigt sich und Körper und Geist sind im Einklang. Die Ausschüttung der Stresshormone wird gestoppt, Ihre Organe werden wieder optimal mit Nährstoffen versorgt und arbeiten wie gewohnt. Sie können wieder klar denken und Ihre Schmerzwahrnehmung hat sich reduziert. Ergänzen Sie die Pandikulation mit einigen Elementen:

ACHTSAMKEIT Pandikulation in Verbindung mit Achtsamkeit kann die Schmerzwahrnehmung hemmen. Das vegetative Nervensystem funktioniert autonom, das heißt, ohne unser bewusstes Eingreifen. Ein wichtiger Teil des parasympathischen Nervensystems ist der Vagus- oder Selbstheilungsnerv, als der er oftmals bezeichnet wird. Wenn Sie das Gähnen und Strecken bewusst und achtsam einsetzen, können Sie so auf den Parasympathikus einwirken, dass der Vagusnerv stimuliert wird.

Wenn Sie die Achtsamkeit als Norm in Ihren Alltag einziehen lassen, wissen Sie, dass Sie durch Ihr bewusstes Denken Veränderungen herbeiführen können.

Wenn Sie Ihre Gedanken und Empfindungen beobachten (ohne sie zu beurteilen, das ist wichtig!), ist Ihr Gehirn damit beschäftigt. Es kann sich nicht auf zwei Dinge gleichzeitig fokussieren, und somit nicht auf Ihre Schmerzwahrnehmung.

Dem achtsamen Gähnen schreiben Neurowissenschaftler zu, an signifikanter Schmerzlinderung beteiligt zu sein. Das Ablenkungsmanöver beginnt mit der achtsamen Wahrnehmung jeder Empfindung beim Gähnen und Strecken. Auf diese Weise lenken Sie Ihren Fokus um: Weg vom Schmerz (unangenehm), und hin zu entspannenden Ereignissen und Gefühlen, die Sie an Kopf, Nacken und Gliedmaßen bemerken (angenehm). Das bedeutet, dass Sie Ihre Schmerzwahrnehmung immer unter Kontrolle haben können.

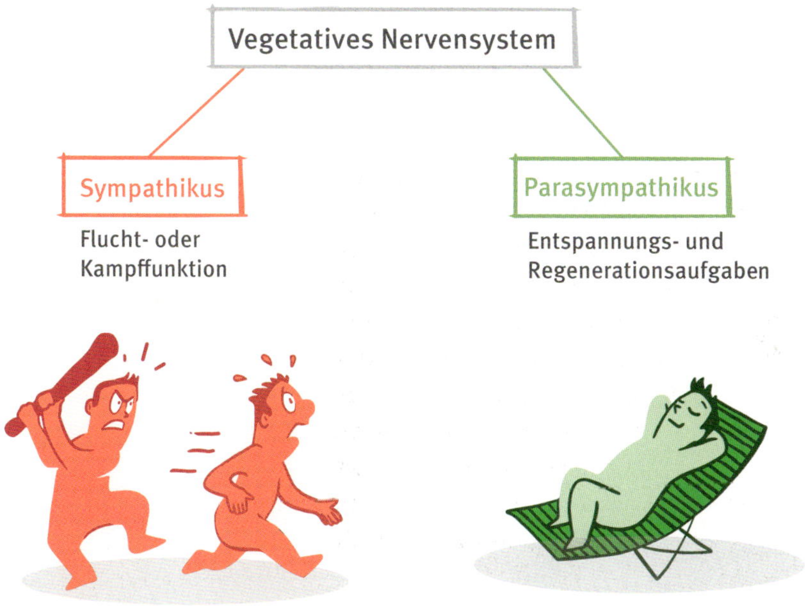

ZEITLUPE Doch es ist nicht so einfach, wie es bis hierher geschrieben steht, denn Sie brauchen noch eine Zutat, so wie Sie das Salz für eine schmackhafte Suppe brauchen. Sie brauchen noch die Zeitlupe, damit Sie den erhofften Effekt erzielen: Schmerzreduktion.

Welche Rolle die Zeitlupe dabei spielt, hat die Wissenschaft noch nicht genau geklärt. Es gibt Vermutungen. Eine davon ist, dass die neue Information über die Muskelentspannung eine gewisse Zeit benötigt, an den betroffenen Stellen im Gehirn anzukommen und verarbeitet zu werden. Das erscheint mir sehr plausibel, doch spielen meine eigenen Vermutungen keine Rolle, denn neurowissenschaftlich erforscht und mit Studien belegt ist Folgendes:

Nur, wenn Sie das Strecken Ihrer Gliedmaßen in Superzeitlupe vollziehen, hat es den gewünschten Effekt: Ihre Schmerzwahrnehmung nimmt signifikant ab.

ROLLEN DES KOPFES Auch das Rollen mit dem Kopf hat eine entspannende Wirkung. Wichtig ist dabei, dass Sie auch dies achtsam tun und ohne Beurteilung. Wenn es beim Kopf-Rollen im Nacken zieht, bemerken Sie das. Sollte Ihre Schulter beim Strecken schmerzen, ziehen Sie den Arm etwas zurück, bis es nicht mehr wehtut. Bemerken Sie all das, ohne es zu bewerten.

Lassen Sie uns nun die Pandikulation mit dem Kopf-Rollen verbinden, damit das Ablenkungsmanöver seine volle Wirkung tun kann.

Strategie: Ablenkungsmanöver einsetzen

Mit der folgenden Übung reduzieren Sie Ihre Schmerzwahrnehmung. Wenn Sie gerade Schmerzen haben, notieren Sie zunächst in Ihr Notizbüchlein dessen Intensität: auf einer Skala von 0 = gar kein Schmerz bis hin zu 10 = unerträglicher, maximaler Schmerz.

Ergreifen Sie die Initiative

VORBEREITUNG Sorgen Sie für eine ungestörte Umgebung und nehmen Sie auf einem Stuhl Platz. Beide Beine auf dem Boden, die Füße etwa hüftbreit auseinander. Lassen Sie Ihre Arme locker hängen. Schließen Sie die Augen, atmen Sie tief ein und wieder aus.

GÄHNEN SIE Und dann gähnen Sie! Leidenschaftlich, mit weit offenem Mund! Wichtig dabei ist die Achtsamkeit. Achtsamkeit beim Gähnen bedeutet, dass Sie sich ganz darauf konzentrieren, welche Empfindungen Sie haben, *ohne* sie zu beurteilen!

Was spüren Sie in Ihrem Kopf? Knackst das Kiefergelenk? Nur eins? Welches? Oder beide? Was passiert in Ihren Ohren? Im Nacken? Achten Sie ganz genau auf jede kleine Veränderung. Stellen Sie nur fest. Achtsamkeit, auch Mindfulness genannt, geschieht ohne Beurteilung.

Anfangs können Sie einfach so tun, als ob Sie gähnten. Nach ein paarmal werden Sie dann tatsächlich gähnen. Wenn Sie zwei-, dreimal aufmerksam, achtsam und »echt« gegähnt haben, schließen Sie die Augen.

Wie fühlen Sie sich? Sie werden feststellen, dass Sie sehr entspannt sind.

Achten Sie jetzt auch auf Ihren Schmerz: Welche Intensität hat er jetzt? Schreiben Sie die Zahl auf.

ROLLEN SIE MIT DEM KOPF Und nun beugen Sie den Kopf langsam nach vorne. Bemerken Sie dabei das Gefühl im Nacken.

Rollen Sie jetzt den Kopf in Superzeitlupe nach links (Seite 52, Bild 1), dann zurück zur Mitte (Seite 52, Bild 2) und nach rechts (Seite 52, Bild 3), und wieder zurück zur Mitte.

Heben Sie den Kopf wieder. Diese Übung sollte mindestens 60 Sekunden dauern, nicht weniger!

STRECKEN SIE SICH Und jetzt strecken Sie Ihre Arme nach oben und die Beine nach vorne aus. Aber Achtung: Das muss in Super-Zeitlupentempo geschehen!

Strecken Sie sich und achten Sie auch jetzt auf jede Empfindung dabei. Wenn Ihnen etwas wehtut, stellen Sie das fest und umgehen oder vermeiden Sie die schmerzhafte Bewegung. Ihr Fokus liegt jetzt nicht auf Schmerzen, sondern auf den neuen Empfindungen beim Strecken.

Nachdem Sie das gemacht haben, schließen Sie die Augen. Achten Sie wieder auf Ihren Schmerz: Welche Intensität hat er jetzt? Schreiben Sie die Zahl auf.

Und nun kombinieren Sie die beiden: Das Gähnen und das Strecken. Strecken Sie ausgiebig – im Super-Zeitlupentempo – und gähnen Sie dabei herzhaft. Beobachten Sie dabei alle Empfindungen in Ihrem Körper!

Umsetzung im Alltag

Gähnen und Strecken können Sie natürlich nicht in jeder Situation einsetzen, das wäre befremdlich. Doch können Sie sicher ab und zu einen Ort finden, an dem Sie kurz ungestört sind. Und wenn es die Toilette ist!

Aber Sie können jederzeit, auch in Zeitlupe, mit dem Kopf rollen! Das fällt niemandem unangenehm auf, und hat allein bereits ungeheure Wirkung. Probieren Sie es aus!

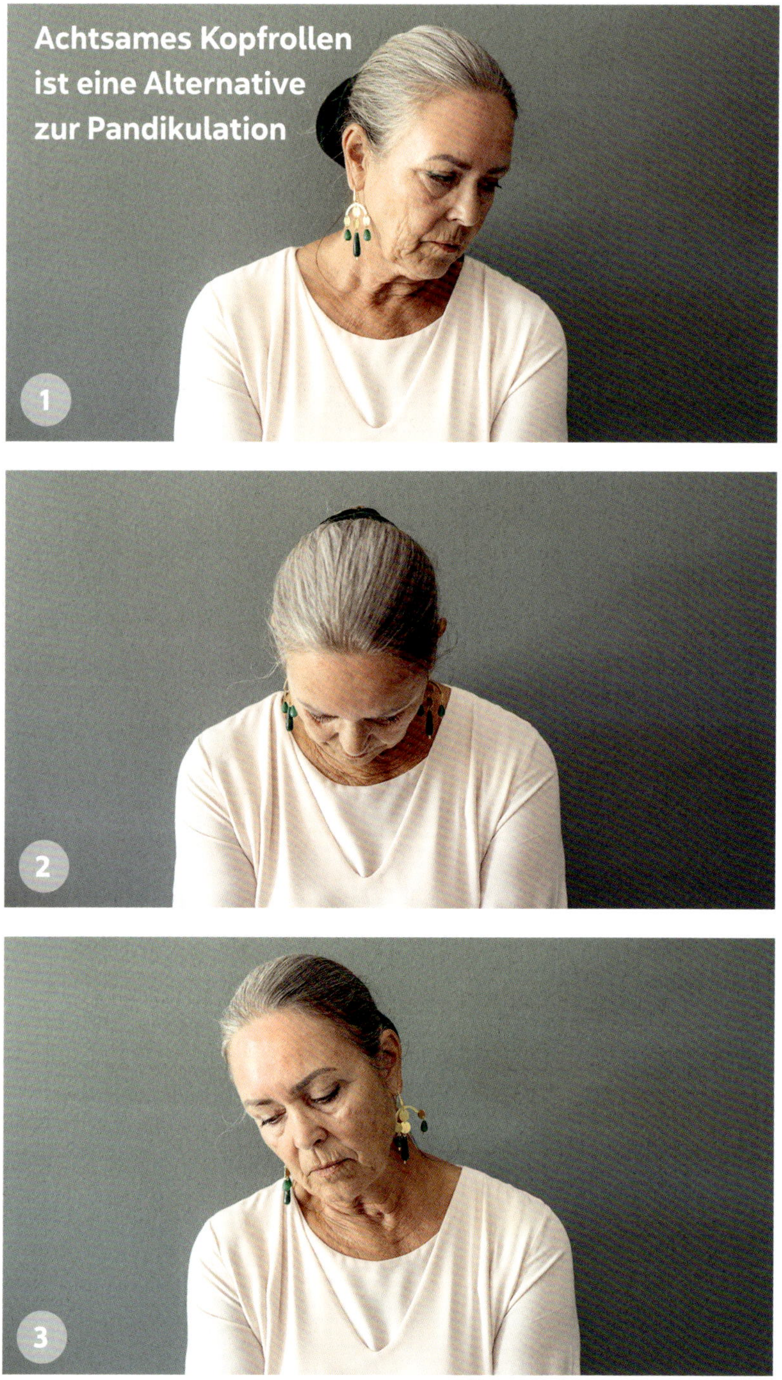

Achtsames Kopfrollen ist eine Alternative zur Pandikulation

Üben Sie die Pandikulation

Sicher ist, dass durch Gähnen und das Strecken der Extremitäten die Ausschüttung der Glückshormone Dopamin und Serotonin veranlasst. wird. Und das ist genau das, was Sie brauchen, damit die Schmerztreiber-Hormone neutralisiert werden können. Erst dann hat Ihr Körper die Möglichkeit, seine Selbstheilung einzusetzen. Das langsame und aufmerksame Kopf-Rollen sorgt dafür, dass Sie Ihren Fokus neu ausrichten: Weg vom Schmerz, hin zu den vielfachen Empfindungen in Kopf und Nacken.

Ihr Gehirn greift jetzt nicht auf alte Muster zu, weil Sie ihm eine neue schmerzfreie Erfahrung anbieten. Die alte Information »Bewegung = Schmerz = Gefahr« wird überschrieben mit »Bewegung = entspannend und macht glücklich«.

Das ist Ihr Ziel! Je öfter Sie das wiederholen, desto schneller wird diese neue Information bei Bewegung automatisch abgerufen. Die alte Information »trocknet aus«. Am besten gehen Sie gleich auf die Suche nach einem geeigneten Ort, an dem Sie ungestört gähnen können!

Brücke Fünf

Das Geheimnis

Dankbarkeit als Selbstmanagement

Dankbarkeit ein wichtiger Schulungsaspekt, sobald es um Persönlichkeitsentwicklung geht. Auch in vielen Ratgebern für Management und Leadership spielt Dankbarkeit eine große Rolle. Selten jedoch wird erklärt, dass es einen Zusammenhang zwischen der regelmäßig praktizierten Dankbarkeit und dem Schmerzempfinden gibt und welche wissenschaftlichen Erkenntnisse dahinterstecken.

Im Jahr 2019 wurde im »The Journal of Positive Psychology« eine Pilot-Studie mit 150 Personen veröffentlicht. Ziel der Studie war, herauszufinden, ob das Praktizieren von Achtsamkeit und Dankbarkeit einen positiven Effekt auf das Schmerzempfinden bei Arthritis hat. Das Ergebnis untermauert die Hypothese, dass sowohl Dankbarkeit als auch Achtsamkeit geeignete Interventionen für körperliche Erkrankungen sind. Durch beides wird die Intensität von Schmerz verringert.

Doch wofür sollten Sie dankbar sein, wenn doch der Schmerz so viel Raum einnimmt?

Gibt es nicht Grund genug, schlechter Stimmung zu sein? Haben Sie nicht das Recht, sich schuldig zu fühlen, weil Sie anderen eine Last sind? Sich vielleicht sogar zu schämen, weil Sie nicht mehr »mitmachen« können? Es könnte sogar sein, dass Sie sich in all diesem Gram sehr viel wohler fühlen als bei der Vorstellung, dankbar für etwas zu sein. (Wie Sie diese Falle in Zukunft vermeiden können, erfahren Sie, wenn Sie über die Brücken eins und zwei gehen.)

Doch Scham und Schuld sind auf Dauer keine guten Begleiter, weil sie von Ihrem Gehirn als Stress interpretiert werden. So kommt zu dem Schmerz, der Stress erzeugt, auch noch die stresserzeugende Angst vor dem Schmerz. Und dazu die stresserzeugende Scham und Schuld. Ihr Körper wird von dem toxischen Cocktail der Neurotransmitter Adrenalin und Cortisol geradezu überschwemmt. Eine Katastrophe für Ihre Gesundheit im Allgemeinen und für die Wahrnehmung von Schmerz im Besonderen!

Also was ist jetzt zu tun?

Wissenschaftler haben die Antwort und Sie kennen Sie jetzt auch schon: Provozieren Sie durch Ihr bewusstes Denken die Produktion von Dopamin und Serotonin im Blut, einen Glückshormon-Cocktail. Nur dieser Cocktail kann es mit den Schmerztreiber-Hormonen aufnehmen. Allein dadurch können sie neutralisiert werden.

Nutzen Sie Dankbarkeit als Gegengift für die Stresshormone Adrenalin und Cortisol.

Setzen Sie die Dankbarkeit als Verteidigung ein! Kontrollieren Sie Ihre Schmerzwahrnehmung durch bewusstes Denken.

Es braucht bestimmt eine Weile, bis Sie sich an das Dankbarsein gewöhnen. Fahnden Sie ein wenig nach Schönem und Angenehmem, denn es lohnt sich: Selbst die Suche nach Dankbarkeit löst Glückshormone aus.

Es ist gut zu wissen, dass Sie nicht sofort in Dankbarkeit schwelgen müssen. In vielen Untersuchungsergebnissen stellte sich heraus, dass selbst die Suche danach die Stammhirn-Region zur Dopamin- und Serotoninproduktion anregt. Und das ist genau, was wir wollen! Medikamente gegen Depression steigern die Produktion dieser Neurotransmitter. Wissenschaftliche Untersuchungen beweisen: Genau das macht Dankbarkeit auch.

Strategie: Dankbarkeit durch Achtsamkeit

Gehen Sie achtsam durchs Leben und seien Sie dankbar für das, was Sie haben und nicht ärgerlich über das, was Sie nicht haben. So trainieren Sie Ihr Gehirn, die Aufmerksamkeit stets auf das Angenehme zu richten.

Auf diese Weise erreichen Sie, dass die Dopamin- und Serotoninkonzentration in Ihrem Körper immer hochgehalten wird.

Ergreifen Sie selbst die Initiative

WERTVOLLE 15 MINUTEN Beschäftigen Sie sich täglich 15 Minuten mit der Suche nach Dingen, für die Sie dankbar sein könnten.

HANDSCHRIFTLICH FESTHALTEN Am besten funktioniert das, wenn Sie Ihr Notizbüchlein zur Hand nehmen, und mindestens 20 Ereignisse, Beobachtungen, Gefühle oder auch Vergangenes aufschreiben. Ihr Gehirn arbeitet sehr viel schneller und effektiver, wenn Sie Ihre Gedanken zu Papier bringen, das Tippen auf einer Tastatur hat nicht denselben Effekt.

Über die Probleme bei der Suche nach Dankbarkeit

Eine Anekdote aus meiner Erfahrung zeigt, wie schwierig die Suche nach Dankbarkeit zu Anfang sein kann:

Anna ist eine Hundebesitzerbekanntschaft, mit der ich ab und zu Spaziergänge unternehme. Ihr Sam und meine Morea sind gleich jung und spielen gerne miteinander. Es gibt Tage, die besonders sind, die herausragen aus den vielen anderen. So ein Tag war es, ein wolkenloser Morgen im Frühling, als ich mit Anna über Dankbarkeit sprach. Die Sonne wärmte mein Gesicht und strahlte die gerade aufgesprungenen Knospen und Blüten an. Auf der Wiese glitzerte der Tau wie eine Diamantendecke, und als die Hunde voller Freude über den Rasen fegten, spritzten die Wassertropfen nach allen Seiten aus ihrem Fell. Solche Spaziergänge sind meine Retter, wie in der dritten Brücke beschrieben.

Anna leidet unter chronischen Rückenschmerzen und hat von unseren gemeinsamen Spaziergängen bereits viel profitiert, weil sie meine Ratschläge stets mit Erfolg umsetzen kann. Und so kam es mir in den

Sinn, ihr eine neue Aufgabe zu geben: die Dankbarkeit zu praktizieren. Doch da stieß ich auf kräftigen Gegenwind. »Wofür«, fragte sie, »soll ich dankbar sein?« Nach kurzer Überlegung erwiderte ich: »Zum Beispiel für deine Schuhe. So behältst du warme Füße.« »Für die Schuhe habe ich bezahlt«, war die prompte Antwort. »Du könntest dankbar dafür sein, dass du das nötige Geld hattest, die Schuhe zu kaufen«, war ein unschlagbares Argument für Dankbarkeit, wie ich fand. Doch Anna war da anderer Meinung: »Dafür habe ich schließlich gearbeitet!« Ich hatte noch ein Ass im Ärmel mit: »Du könntest dankbar dafür sein, dass du Arbeit hast.« Doch auch damit kam ich bei Anna nicht durch: »Die brauchen mich im Betrieb, jemand anderes kann mich nicht ersetzen.«

Merken Sie, was hier vor sich ging? Wir hätten das stundenlang weitermachen können, Anna hatte immer eine Antwort parat. Bei ihr musste sich zunächst das Bewusstsein für Dankbarkeit bilden. Das kann nur über die Achtsamkeit gelingen.

Sie werden merken, welch erstaunliche Auswirkungen dies auf Ihr gesamtes Leben haben wird. Achten Sie darauf, wie viel mehr Freundlichkeit und Liebe Ihnen entgegengebracht wird. Freude und gute Laune wirken anziehend. Wer umgibt sich schon gern mit schlecht gelaunten Menschen?

Natürlich bin auch ich manchmal der Ansicht, dass das Leben wenig Anlass zur Dankbarkeit gibt. Es gibt einfach solche Momente. Aber das macht nichts, denn es reicht völlig aus, wenn ich mich einfach nur auf die Suche nach alltäglichen Dingen begebe, für die ich dankbar sein kann: Für die Heizung im Winter und ein leichtes Kleid, wenn ich schwitze. Für meine kuschelige Bettdecke, meine Zahnbürste und warmes Wasser zum Duschen. Für meinen Hund und die Spaziergänge, die ich mit ihm unternehme. Für meine Kinder, Enkelkinder und Freunde und die vielen schönen gemeinsamen Momente.

Üben Sie täglich die Dankbarkeit

Beginnen Sie einfach und lassen Sie sich auf dieses Experiment ein. Zunächst geht es nicht darum, etwas zu finden, sondern nur darum, an etwas zu denken, das sich finden lässt.

Während Sie sich auf die Dankbarkeit konzentrieren, zwingen Sie Ihr Gehirn, sich auf Schönes und emotional Positives zu fokussieren. Damit lenken Sie den Fokus um: weg von Unangenehmem, zum Beispiel von Schmerz, Angst, Scham oder Schuld, und hin zu Angenehmem, also all den Dingen, wofür Sie Dankbarkeit empfinden, oder auch nur der Suche danach.

Durch diesen einfachen Vorgang Ihres bewussten Denkens setzen Sie die Serotonin- und Dopaminproduktion in Gang! Diese beiden Neurotransmitter brauchen Sie zur Neutralisierung der Stresshormone.

Praktizieren Sie die Dankbarkeit täglich wie ein Ritual. Nehmen Sie sich eine bestimmte Zeit vor, während Sie in Ihr Büchlein schreiben. Irgendwann sollte es Ihnen gelingen, 100 Dinge zu finden, für die Sie dankbar sind! Und während Sie schreiben, haben Sie Ihren Schmerz vergessen.

Ihr Gehirn wird sich mit Vergnügen auf das Angenehme stürzen! Und da es sich nicht auf zwei Dinge gleichzeitig konzentrieren kann, und es das Schöne immer dem Unschönen vorzieht, kann das Ergebnis nur positiv sein.

Wenn Sie alles richtig machen, wird die Dankbarkeit mit der Zeit zum Automatismus. Sie werden überall etwas finden, wofür Sie dankbar sein können. Sie müssen nur suchen!

Brücke Sechs

Das Schloss

Schmerzfrei geborgen

Manchmal, wenn der Dauerschmerz Sie mürbe gemacht hat, wünschen Sie sich vielleicht an einem Ort zu sein, an dem Sie nichts mehr davon spüren. Ich behaupte das, weil ich diese Situation kenne, denn ich war dort, wo Sie jetzt vielleicht gerade sind. Ich weiß, wie Sie sich mitunter fühlen und was Sie denken. Ihre Verzweiflung ist mir nicht fremd, auch mir waren Hilflosigkeit und manchmal auch Wut ständige Begleiter. Vielleicht denken Sie daran, einen Weg zu gehen, über den Sie mit niemandem sprechen möchten, weil jedem Therapeuten die Ideen ausgehen. Weil Sie durch immer höher dosierte Schmerzmittel nicht mehr an Ihrem gewohnten Leben teilhaben können. Selbst die liebevollsten Menschen um sie herum können nichts an Ihrem Elend ändern. Sie sind allein.

Doch Sie sind nicht allein. Sie teilen Ihr Drama mit 85 Prozent aller Rückenschmerz-Patienten in Deutschland (und vermutlich der ganzen Welt).

Mein Leben mit Rückenproblemen

Mein Rücken hat mir während meines Lebens immer wieder mal Schwierigkeiten gemacht, doch hatten die keine dauerhaften Einschränkungen meines Alltags zur Folge. Das änderte sich vor einigen Jahren.

Die Veränderung kam nicht plötzlich, wie bei einem Bandscheibenvorfall. Sie kam langsam. Obwohl ich in ärztlicher Behandlung war und regelmäßig sehr unangenehme Injektionen in die Facettengelenke der Wirbelsäule erhielt. Trotz hoher Dosen starker Analgetika und Physiotherapie. Die Schmerzen wurden täglich etwas mehr. Sie fingen an, mein Leben zu beherrschen; die Medikamente vernebelten mein Denkvermögen. Der Schmerz nahm fast den ganzen Raum meines Daseins ein. Jeder Gedanke betraf nur ihn: Wer würde mir helfen? Mein Arzt, dem ich sehr vertraue, konnte es offensichtlich nicht mehr. Mein Elend hatte mich so sehr im Griff, dass ich alles vergaß, was ich über Schmerz gelernt hatte. Ich erinnerte mich an nichts mehr, was ich über Schmerzkontrolle wusste. Mein ganzes Selbst war im Jammertal gefangen. Die Verzweiflung trieb mich sogar zu einem Geistheiler, der in seinem Kuhstall praktizierte.

Der Befund

Der Radiologe erklärte mir meine Wirbelsäule. Ich brauchte kein Spezialist zu sein, um zu erkennen, dass da was nicht stimmen kann. Allein die unteren drei Wirbel stehen kreuz und quer und nicht in einer Reihe, wie sie sollten. Sie sind instabil und reiben ständig gegeneinander. Bewege ich meine Wirbelsäule in die eine Richtung, gleitet der eine Wirbel aus der Reihe, bewege ich mich andersherum, rutscht der andere weg.

Die Aufgabe der Wirbelsäule ist, den Körper aufrecht und stabil zu halten. Hat man zwei Gleitwirbel, wird die Stabilisierung schwierig. Die Selbsthilfeabteilung meines Körpers war sehr kreativ: Sie hat schlichtweg zusätzliches Gewebe produziert, das diese beiden Störenfriede stabilisieren sollte. Doch dieses Gewebe drückte irgendwann auf meinen Nerv. Daher kam der langsam ansteigende Schmerz, den keine Behandlung verhindern konnte. Jetzt stand die Frage der Operation im Raum.

Dabei hätte man das überschüssige Gewebe entfernt und die beiden Gleitwirbel stabilisiert. Vier Wirbelkörper sollten dazu mit einer Metallplatte verbunden werden! Und danach? Krankenhaus, wochenlang Reha und dann? Mein Sohn ist Osteopath, mein Orthopäde ein Freund. Beide erzählten mir von Betroffenen, die nach solch einer Operation in ihre Praxis kommen. Schnell stand daher mein Entschluss fest: Eine Operation kam für mich nicht in Frage. Das Risiko war mir zu groß. Waren meine Wirbel erst einmal versteift, würde mir niemand mehr helfen können.

Der Ausweg

Mein Arzt sagte mir: »Ich kann dir nicht helfen, Du musst es selbst machen. Du bist deine einzige Chance.« Mein Sohn Michael flehte: »Erinnere dich an das, was du gelernt hast, Mama. Mach!« Und ich wachte auf aus meiner Agonie, aus meinem Selbstmitleid. Ich wandte an mir selbst an, was Sie hier lesen.

Michael unterstütze mich mit osteopathischen Tipps und drei Wochen später kam ich ohne Tabletten aus. Weitere vier Wochen später war ich schmerzfrei – und bin es bis heute. Ich hebe jedes meiner vier Enkelkinder, wo es jeweils rauf oder runter möchte, ich spiele mit meinem Hund und mache einen Ausritt, wann immer es mir beliebt. Das Kochen für Freunde ist kein Problem mehr, lange Autofahrten auch nicht und ich schlafe wunderbar, wenn ich auf Reisen bin. Sieben Wochen haben genügt, mir mein Leben zurückzuerobern!

Und Sie werden das auch können, versprochen. Chronische, unspezifische Schmerzen sind sinnlos, sie sind eine Laune des Gehirns.

Schutz und Geborgenheit sind wichtig

Wenn Sie das Buch bis hierher gelesen haben, haben Sie hoffentlich die ersten fünf Brücken bereits überquert. Sie wissen, wie Sie Ihren Troubadour überlisten, den Klugschwätzer zum Schweigen bringen und Ihren Retter einsetzen. Dies ist die Vorbereitung auf das, was Sie nun lernen werden. Diese Brücken sind das Fundament des Hauses. Stellen Sie das Haus, das Sie bauen möchten, auf soliden Boden, statt auf Sand. Wenn Sie noch nicht ganz sicher sind, gehen Sie noch einmal zurück. Je fester Ihr Stand ist, desto besser ist später das erwünschte Ergebnis.

Sie wissen: Ihr Gehirn unterscheidet nicht zwischen Realität und Vorstellung! Es reagiert auf Ihre Vision, Ihre Einbildung ganz genau so, wie auf eine Tatsache. Das können Sie jetzt wieder für sich nutzbar machen!

Ihr Gehirn folgt klaren Vorgaben

Ihr Gehirn tut immer alles Notwendige dafür, dass Ihr Körper am Leben bleibt. Doch es ist ihm unmöglich, dabei in Betracht zu ziehen, ob seine Maßnahmen langfristig ihr Ziel erreichen. Es agiert zunächst einmal aus der Situation heraus und wendet sich von Unangenehmem ab und Angenehmem zu. Deshalb ist es so schwierig, mit dem Rauchen aufzuhören oder keine Schokolade mehr zu essen. Beides, das Rauchen, wenn man Raucher ist und das Schokoladeessen, wenn man Nina Olsson ist, ist sehr angenehm, aber schädlich für den Körper. Dem Gehirn ist das egal.

Die einzige Strategie, die Sie anwenden können, um die Macht über Ihr Gehirn zu erhalten, ist das Einsetzen Ihrer bewussten Gedanken. Durch sie erzeugen Sie Visionen, die Ihnen dienlich sind. Ihr Gehirn wird den neuen angenehmen Vorgaben folgen.

Werden Sie zum Regisseur Ihres Erlebens. Stoppen Sie die automatischen Abläufe, so oft Sie können, und unterziehen Sie sie einer genauen Betrachtung. Nur, wenn Sie der bewussten Meinung sind, dass Ihr Gehirn Sie auf einen sinnvollen Pfad schicken will, lassen Sie es gewähren.

Erinnern Sie sich auch daran, dass Ihr Gehirn ein Faulpelz ist. Es macht nur das Nötigste, weil es Energie sparen muss. Deshalb greift es immer mal schnell auf die Information zu, die grade einfach zu bekommen ist. Stoppen Sie das! Setzen Sie Ihrem Gehirn etwas Neues vor, etwas ganz besonders Angenehmes.

Strategie: Vision eines Glücksorts

Ihr Körper reagiert auf die Vision in gleicher Weise, wie er auf Tatsachen reagiert. Denken Sie nur an einen Film, der Sie emotional mitgenommen hat. An eine Szene daraus, die Sie zu Tränen gerührt hat. Wie fühlen Sie sich? Erinnern Sie sich, was passierte, als Sie im Kino saßen? Haben Sie geweint? Ich zum Beispiel weine schon bei der Szene, wenn Simbas Vater bei König der Löwen stirbt. Ist sein Tod etwa real? Nein! Doch mein Gehirn reagiert auf die Szene, als wäre es so. Und genau das brauchen Sie jetzt für Ihre Schmerzkontrolle. Setzen Sie Ihr bewusstes Denken ein.

— Wenn eine Filmszene Ihr Gehirn beeinflussen kann, können Sie das auch. —

Wohlfühlort suchen

Denken Sie an einen Ort, an dem Sie sich so wohl gefühlt haben, dass Sie am liebsten für immer dort geblieben wären. Gibt es so einen Ort? Wenn nicht, so ist das kein Problem. Denken Sie sich einen aus! Wo fühlen Sie sich wohl? Wo singt Ihr Herz? Wo können Sie die sein, die Sie sind? Ist es an einem Ort am Meer oder auf dem Gipfel eines Berges? Lieben Sie ein Dach über dem Kopf oder den Sternenhimmel? Vielleicht wären Sie gerne in einem Schloss am Grunde eines Sees, wie Undine? Oder Herrin von Camelot? Kommt Ihnen der Olymp in den Sinn oder die Unterwelt? Ihrer Fantasie sind keine Grenzen gesetzt, trauen Sie sich! Niemand wird je erfahren, wo Ihr Schloss liegt. Es gehört Ihnen allein. Nur Sie haben dort Zutritt.

Richten Sie Ihren Wohlfühlort ein

Wenn Sie Ihren Ort der Freude und des Glücks gefunden haben, richten Sie ihn ein. Wir nennen diesen Ort Ihr Schloss. Gestalten Sie es. Unter freiem Himmel mag Ihr Schloss ein Garten sein. Rosen könnten in unwirklichen Farben blühen und betörend duften. Ein Wasserfall aus Diamanten könnte in einem Brunnen zu Wasser werden oder auch zu Eis. Woraus bestehen die Wände? Gibt es welche? Worauf stehen Ihre Füße? Ist es Sand oder Stein, Wasser oder Wiese, Schnee oder Wolken? Ist es dort warm, kalt, windig oder schwül? Wonach riecht es? Welche Farben sehen Sie?

Halten Sie alle Eindrücke gut fest. Ihr wichtigstes Ziel ist, sich Ihr Schloss so zu erschaffen, dass Sie sicher und geborgen sind.

Wenn Sie es gefunden haben, können Sie sich jederzeit dorthin zurückziehen. Niemand wird es merken, doch Sie werden immer in Sicherheit sein. Hier sind Sie allein die Königin. Hier sind Sie alles, was Sie sein möchten: schmerzfrei.

Zur Erinnerung: Ihr Gehirn unterscheidet nicht zwischen Realität und Fiktion. Und es kann sich nicht auf zwei Dinge gleichzeitig fokussieren.

Solange Sie in Ihrem Schloss sind, wird Ihr Gehirn dafür sorgen, dass Ihr Körper mit den Glückshormonen geflutet wird. Diese brauchen Sie zur Minimierung Ihrer Schmerzwahrnehmung und für die Aktivierung der Selbstheilungskräfte.

Ergreifen Sie selbst die Initiative

Diesen Ort finden wir jetzt gemeinsam für Sie, damit Sie sich jederzeit dorthin begeben können, wenn Sie Schmerz, Angst oder Stress empfinden. Oder, wenn Sie sich einfach nur entspannen möchten. Lesen Sie diese Anleitung zunächst aufmerksam durch und beginnen Sie erst, wenn Sie sich alles gut gemerkt haben. Sie kennen das nun schon: Notieren Sie die Intensität Ihres Schmerzes auf einem Blatt Papier oder in Ihrem Notizbuch 0 = schmerzfrei, 10 = unerträglich.

VORBEREITUNG Finden Sie dann einen Ort, an dem Sie ungestört sind und legen Sie sich, wenn möglich, auf ein Sofa. Legen Sie sich nicht auf Ihr Bett, weil Sie da vielleicht einschlafen. Ihr Gehirn hat eine sehr starke Verknüpfung: Bett = schlafen. Wenn Sie nicht schmerzfrei liegen können, setzen Sie sich auf einen bequemen Stuhl. Wichtig ist, dass Sie eine Position einnehmen, die Ihnen angenehm ist.

Atmen Sie ein paarmal tief ein und wieder aus.

PANDIKULIEREN SIE Schließen Sie die Augen und gähnen Sie drei- bis viermal hintereinander achtsam. Wenn Ihnen danach ist, rollen Sie den Kopf und strecken Sie sich, wie in Brücke Vier beschrieben.

SUCHEN SIE IHREN WOHLFÜHLORT Sobald Sie sich entspannt fühlen, suchen Sie in Gedanken einen Ort, an dem Sie sich sicher und geborgen fühlen.

Erschaffen Sie Ihren Ort mit all Ihren Sinnen und genießen Sie: Wie riecht es dort? Ist es angenehm kühl oder so warm wie Sie es am liebsten haben? Feucht oder trocken? Wie fühlt sich die Umgebung an? Worauf sitzen oder liegen Sie? Gibt es vielleicht Tiere dort, die bei Ihnen sind? Oder ein anderes Wesen, eins, das Sie sich ausgedacht haben? Ihrer Fantasie sind keine Grenzen gesetzt, trauen Sie sich!

Lassen Sie sich Zeit. Zeit bedeutet: Es kann durchaus bis zu einer Stunde dauern, bis Sie den richtigen Ort gefunden haben, Ihr ganz persönliches Schloss. Vielleicht müssen Sie abbrechen und morgen weitersuchen. Wichtig dabei ist: Nichts ist für immer! Setzen Sie sich nicht unter Druck. Sie können Ihr Schloss jederzeit an einen anderen Ort verlegen oder es neu gestalten.

Haben Sie Ihr Schloss gefunden? Prägen Sie sich jedes Detail ganz genau ein, damit Sie sich jederzeit wieder daran erinnern können. Öffnen sie die Augen, atmen Sie tief ein und wieder aus und trinken Sie ein Glas Wasser.

Üben Sie den Weg zum Schloss

Als erste weitere Übung holen Sie sich Ihr Schloss bei geöffneten Augen gleich wieder in Erinnerung. Hat das funktioniert? Dann gleich nochmal! Das Ziel für Sie ist, dass Sie Ihren Ort jederzeit in Gedanken betreten können, jederzeit und überall!

Stellen Sie sich vor, wie Ihr Körper mit einer Glücksgießkanne übergossen wird. Stellen Sie sich vor, wie die Schmerztreiber herausgeschwemmt werden! Visualisieren Sie, wie Ihre Systeme wieder hochfahren und die Glückshormone in Ihrem Blut jeden Bereich Ihres Körpers fluten! Vermutlich haben Sie dabei auch Ihre Schmerzen für diesen Augenblick vergessen.

Notieren Sie jetzt die Intensität Ihres Schmerzes. Wenn Sie alles richtig gemacht haben, fühlen Sie sich deutlich besser.

Üben Sie das! Üben Sie es immer und immer wieder. So lange, bis Sie sich zu jeder Gelegenheit ganz leicht in Ihr Schloss zurückziehen können: Wenn Sie in der Kälte auf einen Zug warten, wenn Sie im Stau stehen, wenn Ihr Nachbar Sie ärgert, Ihr Kind schreit, der Kellner unfreundlich ist … einfach immer. Und natürlich immer, wenn Sie Schmerzen verspüren.

Auf diese Weise wird Ihr Körper immer seltener Stress ausgesetzt. Sie sorgen durch Ihr bewusstes Denken dafür, dass die Glückshormone den Körper fluten und er sich ganz dem Reparieren verletzter Gewebe widmen kann. Ihr Gehirn überschreibt die bisher abgespeicherte Information »Schmerz« mit »Glück«.

Kombinieren Sie die Brücken

Suchen Sie einen ungestörten Ort und nehmen Sie eine möglichst schmerzfreie Position ein. Richten Sie Ihre Aufmerksamkeit ganz auf Ihr Schloss. Wenn Sie dort sind, erinnern Sie sich an Ihren Retter, den Sie bei Brücke Drei kennengelernt haben: Ihre schöne Erinnerung. Holen Sie sich diese Erinnerung in Ihr Schloss! Auf diese Weise werden die Glückshormone noch intensiver ausgeschüttet und können den Schmerztreibern noch mehr entgegensetzen.

Probieren Sie es aus! Holen Sie sich Ihr Schloss immer wieder ins Gedächtnis, in jeder möglichen Situation (außer, wenn Sie Autofahren oder sonst eine potenziell gefährliche Tätigkeit verrichten[!]). Das Ziel dabei ist, dass Sie jederzeit bewusst dazu in der Lage sind, die Glückshormone freizusetzen.

Freuen Sie sich auf die siebte und letzte Brücke. Hier kommt alles zusammen, was Sie bisher gelernt haben.

Brücke Sieben

Muteo

Die Begegnung mit einem Freund

Was ist Glück? Können Sie sich Glück vorstellen? Bis hierher ist Glück nur ein Wort ohne konkrete Bedeutung. Haben Sie eine konkrete Vorstellung von Harmonie? Sie ist erst einmal auch nur ein Wort. So wie auch die Liebe. Oder können Sie sich Liebe vorstellen, wenn Sie nicht gerade lieben? Schmerz können Sie sich auch nur dann vorstellen, wenn Sie ihn gerade empfinden. Jede Frau, die ein Kind geboren hat, weiß, dass die dabei erlittenen Schmerzen nicht mehr abrufbar sind.

Beschreiben Sie Ihre Gefühle

Wenn Sie nicht mit allen Sinnen beschreiben können, was diese Worte für Sie beinhalten, fehlt Ihrem Gehirn deren Bedeutung. Denn etwas, das Sie nicht detailliert beschreiben können, gibt es für Ihr Gehirn einfach nicht. Es ist deshalb mehr als sinnvoll, wenn Sie sich die Zeit nehmen, um genau zu definieren, was Glück, Harmonie und Liebe für Sie sind.

Beschreibung positiver Gefühle

Sie könnten etwa sagen, dass das Reiten am Strand Sie glücklich macht. Aber empfinden Sie bei diesem Satz etwas? Macht dieser Satz Sie glücklich? Nein. Was Sie anstreben sollten, ist eine so detaillierte Beschreibung Ihres Glücksgefühls, dass Sie es fühlen und erleben. Setzen Sie Ihr bewusstes Denken so ein, wie Sie es in diesem Buch gelernt haben. Spüren Sie Ihr Glück! Zum Beispiel so:

»Wenn ich auf meinem schwarzen Hengst den Strand entlang galoppiere, vergesse ich alles, was mich bedrückt, bin nur im gegenwärtigen Moment. Ich werde eins mit dem rhythmischen Schnauben und verschmelze mit der Kraft des Tieres. Seine Mähne peitscht mir ins Gesicht, der Duft des Meeres vermischt sich mit dem Schweiß des Pferdes. Das ist für mich ein Augenblick des höchsten Glücks!« Wenn Sie dieser konkreten Beschreibung gedanklich folgen, wird man an Ihrem Gesicht beobachten können, wie glücklich Sie sind. Damit lösen Sie bewusst die Ausschüttung der Neurotransmitter Serotonin und Dopamin aus. Sie fluten Ihren Körper mit Glückshormonen, die dafür sorgen, dass die Selbstheilungskräfte ihre Arbeit tun können.

Der Grund, weshalb Sie so eine akribische Beschreibung Ihres Glücksmomentes anstreben sollten, liegt wieder in der Funktionsweise Ihres Gehirns. Es verfolgt nur ein einziges Ziel: Das Gehirn sorgt für das Überleben Ihres Körpers.

Um dieser Aufgabe gerecht zu werden, muss auf jedes negative Ereignis sofort reagiert werden. Und nicht nur das, es gilt das Motto: lieber zu viel als zu wenig. Es ist besser, ein wenig überzureagieren als einen Schaden in Kauf zu nehmen. Lieber einmal zu schnell in den Überlebensmodus schalten, als wegen einer Nachlässigkeit vom Feind gefressen zu werden.

Positive Ereignisse hingegen stellen keine Gefahr dar. Sie sind eben da, gehören zum Leben dazu, stören nicht. Um das Gehirn dazu zu bewegen, auf ein positives Erlebnis zu reagieren – indem es Dopamin und Serotonin zur Ausschüttung bringt –, muss dieses Ereignis emotional extrem positiv sein! Die Neurowissenschaft glaubt, es muss siebenmal stärker sein als ein negatives Erlebnis.

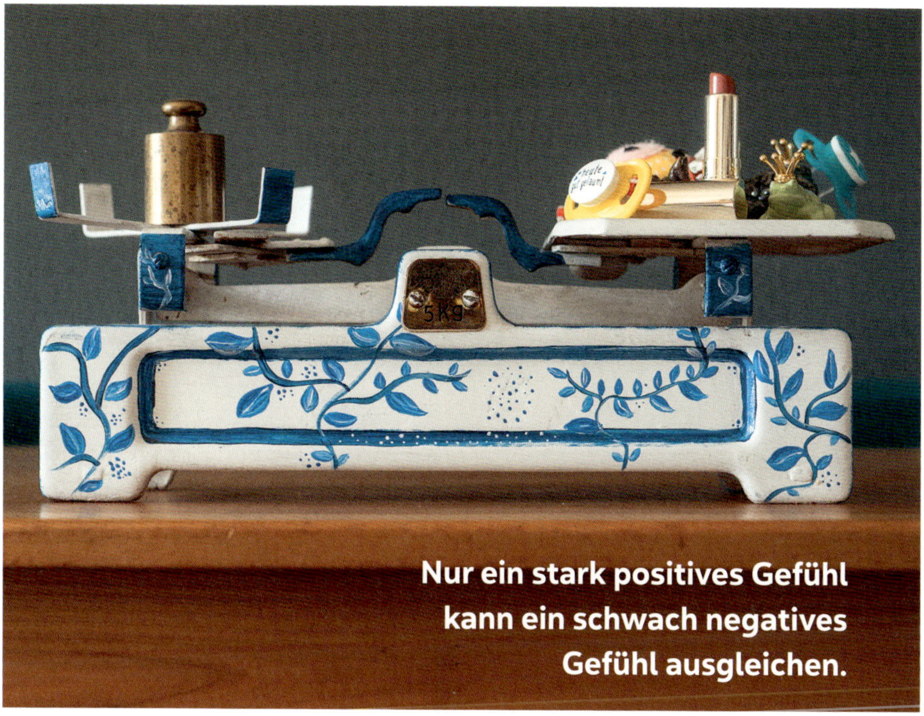
5 Kg
Nur ein stark positives Gefühl kann ein schwach negatives Gefühl ausgleichen.

Beschreibung negativer Gefühle

Nun lassen Sie uns dieses Gedankenexperiment mit einem emotional negativ belegten Wort durchführen und betrachten wir dann die Auswirkungen auf Ihren Körper.

Was ist Trauer? Können Sie sich Trauer vorstellen oder ist es nur ein Wort? Die Wahrscheinlichkeit, dass Sie sich sofort einen traurigen Moment ins Gedächtnis rufen können, ist groß. Wie fühlen Sie sich? Vermutlich traurig.

Was ist Ekel? Nur ein Wort – und, haben Sie sofort mehrere eklige Vorstellungen parat? Ich bin fest davon überzeugt, dass das so ist. Und sicher spüren Sie bereits den Ekel, wenn Sie nicht schnell an etwas anderes denken.

Strategie: Lernen Sie Ihren Schmerz kennen

Doch was hat das alles mit Ihrem Schmerz zu tun? Sie wollen den Schmerz in Zukunft durch Ihr bewusstes Denken kontrollieren. Sie wissen jetzt, dass Schmerz ein Auslöser für die Schmerztreiber-Hormonausschüttung ist, die Sie vermeiden wollen. Sie haben erkannt, dass es nur ein Gegengift für diese Hormone gibt: die Glückshormone Dopamin und Serotonin.

Sie sind über sechs Brücken gegangen und Ihnen ist klar, dass Ihr Körper die Glückshormone nur dann produziert, wenn Ihr Gehirn den Auftrag dazu erteilt. Und Sie wissen ganz genau, dass der Auslöser nur durch ein emotional sehr positives Ereignis erfolgt, das Sie durch Ihr bewusstes Denken erschaffen können.

Durch anhaltende Schmerzen wird Ihr Körper dauerhaft mit einem toxischen Hormoncocktail geflutet. Sie brauchen deshalb ein besonderes Erlebnis, damit Sie diesen Cocktail nicht nur neutralisieren, sondern im besten Fall durch den Glückshormoncocktail ersetzen.

Natürlich wissen Sie, was Schmerz ist. Aber sind Sie in der Lage, den Schmerz so detailliert zu beschreiben, dass Sie ihn auch dann empfinden, wenn er gerade nicht aktiv ist? Vermutlich können Sie das nicht, schon allein deshalb nicht, weil Sie das für wenig sinnvoll halten. Doch genau das werden wir jetzt zusammen machen. Denn damit Sie in Zukunft immer in der Lage sein werden, Ihren Schmerz zu kontrollieren, sollten Sie ihn zunächst genau kennenlernen. Wenn Sie ihm eine Gestalt und einen Namen geben, wirkt er für Ihr Gehirn nicht mehr als Auslöser für den Überlebensmodus. So machen Sie aus dem Sibirischen Tiger einen Hauskater.

Ergreifen Sie die Initiative

Lassen Sie sich auf diese Übung ein, auch wenn Sie deren Zweck noch nicht so sehr erkennen möchten. Es kann Ihnen nichts passieren. Im schlimmsten Fall bleibt alles wie es ist.

VORBEREITUNG Notieren Sie zunächst wieder die Intensität Ihres Schmerzes auf einer Skala von 0 bis 10; 0 = schmerzfrei und 10 = unerträglich.

Schreiben Sie diesmal bitte auch die Qualität des Schmerzes auf. Ist er stechend, brennend, dumpf, hell oder dunkel, laut oder leise? Das Aufschreiben ist die Vorbereitung für Ihr Gehirn zu neuer Information. So kann es einfacher abspeichern, was Sie ihm gleich präsentieren werden. Nehmen Sie sich Zeit. Es kann eine Stunde oder länger dauern, bis Sie die folgende und letzte Aufgabe mit Erfolg erledigt haben.

ENTSPANNEN SIE BEWUSST Suchen Sie sich einen ungestörten Ort, an dem Sie sich hinlegen können. Vielleicht auf ein Sofa oder einen Liegestuhl, oder auch auf den Teppich oder den Rasen. Das Bett ist nicht geeignet, denn Ihr Gehirn hat eine starke Verknüpfung von Bett mit Schlaf. Sie wollen jetzt aber wach sein! Wenn Sie möchten, hören Sie leise Musik. Bitte nur instrumental, damit Sie nicht von Worten abgelenkt werden.

Schließen Sie die Augen, atmen Sie ein paarmal tief ein und wieder aus. Gähnen Sie und strecken Sie sich: achtsam und in Superzeitlupe. Wenn Sie an dieser Stelle feststellen, dass Sie nicht genau wissen, worum es geht, arbeiten Sie bitte noch einmal an den Brücken eins bis sechs. Sie werden die siebte Brücke sonst nicht überschreiten können und deshalb nicht das gewünschte Ergebnis erhalten.

Durch die achtsame Pandikulation wechselt Ihr Gehirn von der fokussierten Aufmerksamkeit in die weite Aufmerksamkeit, vom engen Fokus in den offenen Fokus. Von der bewussten Konzentration in die Imagination, die Kreativität, das Tagträumen. Gähnen Sie noch einmal. Sobald Sie entspannt sind, lassen Sie die Gedanken los und folgen Sie ein wenig deren Richtung.

VISUALISIEREN SIE IHREN SCHMERZ Sind Sie bereit? Holen Sie die Gedanken sanft zurück. Lassen Sie sich Zeit. Richten Sie dann Ihre Aufmerksamkeit auf den Bereich Ihres Körpers, der schmerzt. Wenn es mehrere Körperteile sind, wie z. B. bei Rheuma, wählen Sie die Krankheit an sich. Konzentrieren Sie sich ganz auf diesen Schmerz.

Stellen Sie sich jetzt vor, wie Ihr Schmerz Gestalt annimmt. Die Formation einer Gestalt kann entweder plötzlich geschehen oder auch sehr langsam. Vielleicht bemerken Sie zunächst nur einen dunklen Fleck, der sich vergrößert. Lassen Sie alles zu, was Ihnen präsentiert wird. Vergessen Sie nicht: Was Sie hier tun ist völlig neu und unbekannt für Ihr Gehirn. Lassen Sie ihm Zeit, dieses Neuartige zu verarbeiten.

Strengen Sie all Ihre Sinne an! Fühlen Sie, riechen Sie, schmecken und ertasten Sie in Gedanken. Vielleicht besteht die Gestalt aus einer oder mehreren Farben, vielleicht aus Tönen. Es muss nicht etwas Bestimmtes sein, es kann auch ein Fabelwesen sein, gesichtslos oder körperlos. Lassen Sie einfach alles zu.

BESCHREIBEN SIE IHRE VISION Fragen Sie sich, welchen Charakter die Gestalt hat. Wie ist ihr Gesichtsausdruck? Hat sie überhaupt ein Gesicht? Ist sie furchterregend oder wirkt sie sanft? Erkennen Sie einen Geruch? Hören Sie Musik, Glocken oder Wind? Sehen Sie Farben?

Wie ist ihr Äußeres, hat sie Kleidung an? Wenn ja, welche? Oder trägt sie ein Fell? Wenn ja, ist es lang oder kurz, welche Farbe hat es? Lassen Sie sich Zeit und erkunden Sie Ihre Schmerzgestalt so genau, wie möglich. Sie können dabei nichts falsch machen.

Alles, was Sie empfinden, ist richtig. Haben Sie Ihre Gestalt gefunden? Dann sprechen Sie sie jetzt an, und fragen sie nach ihrem Namen. Sie wird ihn sagen. Wenn nicht, suchen Sie einen Namen für sie aus. Überlegen Sie nicht, setzen Sie jetzt nicht Ihr bewusstes Denken ein, der Name kommt zu Ihnen. Wenn das nicht sofort passiert, nehmen Sie diesen Namen: Muteo.

VERSTEHEN SIE IHREN SCHMERZ Für die Erklärung dieser Übung nenne ich die Schmerzgestalt Muteo. Denn jetzt werden Sie Muteo erkennen und kennenlernen. Dabei denken Sie bitte daran: Er, sie oder es hat nichts falsch gemacht, sondern nur seinen Job! Muteo ist nur ein wenig einfältig, denn er hat keinen eigenen Willen. Er hat nur die Anweisungen zu befolgen, die er von Ihrem Gehirn erhält. Wenn diese Anweisungen falsch sind, oder längst überholt, ist ihm das vollkommen egal. Muteo ist nicht dazu da, den Boss zu hinterfragen.

Es ist nur seine Pflicht, Ihnen mitzuteilen, dass gewisse Gewebestrukturen Ihres Körpers dringend repariert werden müssen! Sein Medium ist der Schmerz. Es ist ihm gleichgültig, ob die Information stimmt oder nicht. Es interessiert ihn nicht, dass die ehemals verletzte Stelle längst verheilt ist. Er verlässt sich da ganz auf die Information, die er von seinem Vorgesetzten, Ihrem Gehirn, bekommt. Und die ist sehr häufig, wie Sie jetzt wissen, ein Auslaufmodell. Wenn Ihnen das nicht mehr geläufig ist, empfehle ich Ihnen, zu Brücke Zwei zurückzugehen.

Solange sich aber an dieser Information nichts ändert, macht es sich Muteo gemütlich. Während Sie leiden, hat er es gut. Er denkt gar nicht daran, irgendetwas an seiner Situation zu ändern, geschweige denn, zu verschwinden.

HOLEN SIE NUN IHREN RETTER UND GEHEN SIE GEMEINSAM IN IHR SCHLOSS Aber jetzt werden Sie ihm den Weg zeigen. Sie werden ihm beibringen, freundlich, aber bestimmt, wer hier wirklich der Boss ist. Nämlich *Sie* durch Ihr bewusstes Denken!

Als Nächstes brauchen Sie Ihren Retter und Ihr Schloss. Sie sollten jetzt genau wissen, worum es geht und was Sie zu tun haben.

Begeben Sie sich in Ihr virtuelles Schloss und verbringen etwas Zeit dort, so lange, bis Sie glücklich und entspannt sind. Holen Sie dann Ihren Retter dazu. Genießen Sie Ihre wundervolle Erinnerung in vollen Zügen, wissend, dass Sie sicher und geborgen sind. Nichts und niemand kann Ihnen etwas anhaben.

SPRECHEN SIE MIT IHREM SCHMERZ Dann laden Sie Muteo zu sich ein. Versuchen Sie zu akzeptieren, dass er Ihr Freund ist: Er hat Ihnen deutlich gemacht, dass Ihr Körper Schaden genommen hat und repariert werden muss. Diese Aufgabe hat er ordnungsgemäß erledigt. Er verdient keinen Tadel oder negative Gefühle.

Seien Sie deshalb freundlich. Vielleicht haben Sie einen Kuchen vorbereitet, oder eine Tasse Tee? Oder ein Glas Wein? Platzieren Sie sich und Muteo so, dass Sie sich sicher fühlen.

Sitzen Sie sich gegenüber oder bleibt Muteo stehen? Nehmen Sie jede seiner Bewegungen genau wahr. Ihr Retter ist immer bei Ihnen, seien Sie sich seiner Anwesenheit bewusst. Es kann Ihnen nichts geschehen.

Ihre Aufgabe besteht jetzt darin, Muteo einiges zu erklären, wie in etwa,

- dass Sie sein Signal verstanden haben. Zeigen Sie Ihre Dankbarkeit für seine gut ausgeführte Arbeit.
- dass das einst verletzte Gewebe längst verheilt ist, doch dessen ursprüngliche Struktur nicht wieder rekonstruierbar ist (zum Beispiel bei Gleitwirbeln).
- dass Sie alles tun werden, um die jetzt veränderte Struktur funktionsfähig zu erhalten (zum Beispiel durch Ernährung und Bewegung).
- dass Sie Entzündungen zeitig erkennen und sofort Gegenmaßnahmen ergreifen werden (zum Beispiel bei Rheuma).

Doch die wichtigste Erkenntnis, die Sie Ihrem neuen Freund vermitteln, ist diese: Sein neuer Chef sind SIE!

VERABSCHIEDEN SIE IHREN SCHMERZ Wenn er das verstanden hat, bitten Sie ihn, zu gehen. Danken Sie Muteo für seine Hilfe. Nehmen Sie ihn an der Hand und geleiten Sie ihn aus Ihrem Schloss.

Sie sind wieder allein mit Ihrem Retter, sicher und geborgen in Ihrem Schloss. Fokussieren Sie Ihre Aufmerksamkeit jetzt auf die ursprünglich schmerzhafte Stelle Ihres Körpers. Stellen Sie sich vor, dass jede Zelle intakt ist.

Visualisieren Sie! Jede Bandscheibe ist gut genährt an ihrem angestammten Platz. Alle Gelenke sind trocken, jedes Gewebe ist gesund und gut durchblutet. Nehmen Sie sich Zeit für diese Vorstellung. Wenn Sie sich bereit fühlen, öffnen Sie die Augen und trinken Sie ein Glas Wasser.

Schauen Sie dann auf Ihre Notizen und notieren Sie auf Ihrer Skala die neue Intensität Ihres Schmerzes.

Üben Sie die Verabschiedung

Muteo von seinem neuen Chef zu überzeugen wird vielleicht ein paar weitere Treffen benötigen. Lassen Sie sich Zeit, haben Sie Geduld mit ihm. Verbringen Sie Zeit mit ihm auf Ihrem Schloss, aber nicht ohne Ihren Begleiter, den Retter. Und versäumen Sie dabei nie, sich zu bedanken und ihn dann hinauszubegleiten.

Sie haben jetzt alles Wissen, das Sie brauchen, um in Zukunft die Kontrolle über Ihr Schmerzempfinden zu haben. Sobald Sie es geschafft haben, Ihre alten Denkgewohnheiten durch die neuen zu ersetzen, werden Sie immer zu einer Lösungsmöglichkeit finden, falls der Schmerz zurückkommt.

Kommunizieren Sie in Gedanken mit Muteo so oft Sie können. Bedanken Sie sich, wenn Sie eine halbwegs gute Nacht hatten. Bedanken Sie sich, wenn Sie Dinge wieder machen können, die vorher unmöglich waren. Überzeugen Sie ihn, dass Sie ihn nicht mehr brauchen. Bedanken Sie sich für jede noch so kleine Verbesserung Ihres Zustandes. Behandeln Sie Muteo wie einen alten Freund, der die Einladung, bei Ihnen zu wohnen, etwas zu ernst genommen hat. Versichern Sie ihm oder ihr immer wieder aufs Neue: Er kann gehen. Sie haben seine Fürsorge verstanden, doch brauchen Sie seine Hilfe jetzt nicht mehr.

Der neurowissenschaftliche Hintergrund zu den *Sieben Brücken* von Skelata©

Neurocoaching ist gehirnbasiertes Coaching. Es stellt keine Beratung dar, kein Counseling, kein Mentoring und kein Training. Sie lernen dabei, neu zu denken und sich nicht mehr auf Ihren Autopiloten zu verlassen. Die Wissenschaft, die hinter der Methode der *Sieben Brücken* steckt, wird dabei für Sie größtenteils unsichtbar sein.

Als Ihr NeuroCoach werde ich, Nina Olsson, Sie lehren, manche besonderen Funktionsweisen Ihres Gehirns zu Ihrem Vorteil zu nutzen. Besondere Aufmerksamkeit liegt dabei auf Ihrer Schmerzwahrnehmung und darauf, wie diese durch den Einsatz bewussten Denkens zu minimieren ist. Ein Teil der Methode der *Sieben Brücken* konzentriert sich auf das bewusste Denken. Die *Sieben Brücken* helfen Ihnen, aus eingefahrenen Denkmustern auszubrechen, die Ihrem Körper schaden. Neu gewonnene Einsichten lernen Sie so einzusetzen, dass Sie Ihrem Körper nützlich sind. Dabei nutzen wir die Vorlieben Ihres Gehirns für die Bildung neuer neuronaler Verknüpfungen.

Die Osteopathie wie wir Sie verstehen konzentriert sich auf den Körper in seiner Gesamtheit. Dazu gehören der Bewegungsapparat, die Organe und das Gehirn. Durch Manipulation von Organen, Faszien, Muskeln, Gelenken und dem Gehirn geben wir dem Körper neue Impulse. Nicht alle Impulse müssen von außen kommen, es bedarf nicht immer eines Therapeuten, um sie zu setzen.

Als erfahrener Osteopath werde ich, Michael Weber, Sie führen, Ihren Körper kennenzulernen. Sie werden lernen, ihm selbst neue Impulse zu geben, die Sie ganz einfach in Ihren Alltag einbauen können. Die Methode der *Sieben Brücken* ist das Wissen um das Zusammenspiel von Gehirn, Körper und Schmerz.

Die Arbeitsweise des Gedächtnisses

Eine wichtige Gehirnfunktion ist die Erinnerung beziehungsweise die Bildung des Gedächtnisses. Hier geht es um die Bildung des Schmerzgedächtnisses. Diese spezielle Gedächtnisbildung ist dafür verantwortlich, dass Sie Schmerzen wahrnehmen, obwohl kein messbarer Grund mehr dafür vorliegt. Diesen Prozess werden wir mithilfe der *Sieben-Brücken*-Methode umkehren.

Nicht jede Erinnerung ist uns dienlich. Manchmal bleiben Erinnerungen auch dann fest verankert, wenn wir sie gerne loswerden würden. Eine ist zum Beispiel die an eine sehr unangenehme Erfahrung wie den Schmerz. Besonders schwierig wird es, wenn das Gehirn die Gegenwart ignoriert und stattdessen auf eine veraltete Erinnerung zugreift. Im Falle des Schmerzgedächtnisses wird die nicht mehr aktuelle Information von beschädigtem Gewebe hervorgeholt. Ein anschauliches Beispiel hierfür ist der sogenannte Phantomschmerz, von dem Sie vielleicht schon gehört haben. Dabei haben die bedauernswerten Menschen unerträgliche Schmerzen an Extremitäten, die sie nicht mehr haben. Das kam und kommt nicht selten bei verwundeten Soldaten vor, deren Arm oder Bein nicht mehr zu retten war. Es wurde amputiert, doch der Schmerz blieb.

Joseph E. LeDoux ist ein amerikanischer Neurowissenschaftler. 2013 hat LeDoux eine Methode entwickelt, bei der Erinnerungen verändert werden können, die im Langzeitgedächtnis gespeichert sind. Er nennt diese Methode die *Memory Re-Consolidation*. Diese Methode ist die Basis des Programms der *Sieben Brücken*.

Abspeichern von Erinnerungen

Konsolidierung oder Verdichtung ist der Name des Ablaufs im Gehirn, der dazu führt, dass Erinnerungen aufrechterhalten werden. Dieser Prozess bereitet eine Erfahrung so auf, dass sie im Langzeitgedächtnis gespeichert werden kann. In diese Handlung werden bestimmte Neuronen im Gehirn eingebunden, die das Gedächtnis durch den Vorgang der Proteinbiosynthese »zusammenkleben«. Durch die Proteinbiosynthese werden neue Proteine in Zellen gebildet, die dann als »Klebstoff« dienen. Dieser Prozess ist einer der wichtigsten und zentralsten im menschlichen Körper.

Umwandlung der Schmerzerinnerung

Damit eine unerwünschte Erinnerung umgewandelt werden kann, muss deren »Verklebung« aufgelöst, neu formatiert und in der neuen Form neu verklebt werden. Das erfolgt in mehreren aufeinanderfolgenden Schritten:

Im ersten Schritt wird die Erinnerung reaktiviert. Dann reichert man sie im zweiten Schritt mit neuer Information an. Diese aktualisierte Erinnerung wird neu verdichtet und als neue Erinnerung abgespeichert. Es ist ein bisschen wie ein Update auf Ihrem Smartphone: Nach dem Update sind die Basisfunktionen immer noch dieselben: Sie können telefonieren und Nachrichten schreiben. Doch nicht mehr relevante oder fehlerhafte Programmierungen wurden gelöscht und durch relevante ersetzt.

Im Falle der Umwandlung der Schmerzerinnerung (des Schmerzgedächtnisses) passiert im Gehirn Folgendes:

Eine vollständig konsolidierte Erinnerung wird aus dem Langzeitgedächtnis neu abgerufen, sie wird reaktiviert (wir erinnern uns an den Schmerz). Damit die gleiche Erinnerung in der Zukunft bestehen bliebe, müsste sie jetzt eine neue Phase der Proteinbiosynthese durchlaufen, also neu verklebt werden. Wenn aber diese Proteinbiosynthese direkt nach dem Abruf verhindert wird, verhindert man auch diesen Speicherprozess. Und unterbricht dadurch das Gedächtnis.

Jetzt hat man eine Erinnerung, auf der alte Information gelöscht und neue Information hinzugefügt werden kann. Übertragen auf Ihr Smartphone würde jetzt die aktualisierte Software aufgespielt werden.

Erst, wenn dieser Prozess abgelaufen ist, geschieht wieder die Verdichtung. Die neue Erinnerung wird abgespeichert. Bei Ihrem Smartphone müssen Sie sich wieder neu anmelden.

Dieses natürliche System existiert, um Erinnerungen zu aktualisieren, einen Eindruck zu revidieren oder eine Meinung aufgrund von neuen Erkenntnissen ändern zu können. Es existiert, um einmal gefasste Glaubenssätze und Überzeugungen zu hinterfragen und gegebenenfalls zu ändern.

Ein anschauliches Beispiel stellt ein Wiedersehen zweier Menschen nach langer Zeit dar: Stellen Sie sich vor, Sie erhielten eine Einladung zu einem Klassentreffen. Dreißig Jahre lang sind Sie keiner Einladung gefolgt, doch nun siegt die Neugier. Sie wollen sehen, was aus den Klassenkameraden geworden ist.

Besonders gespannt sind sie darauf, Anton nach so vielen Jahren wiederzusehen. Sie haben eine Erinnerung an ihn, weil Sie damals insgeheim ein bisschen verliebt waren. Wie schön er war! Sie erinnern sich an seine blauen Augen und wie sie blitzten, wenn er Sie angelächelt hat. Sie sehen seine roten Locken vor sich, die ihn so oft verraten hatten, wenn er doch unerkannt bleiben wollte. Und dann sehen Sie ihn. Das Haar hat sich aus dem Staub gemacht, und das zauberhafte Lächeln ist wohl irgendwo auf dem Weg durchs Leben verloren gegangen.

Nun müssen diese neuen Informationen über Anton in Ihre alte Erinnerung mit einfließen. Denn auch, wenn Sie das gerne möchten: Den jungen Anton gibt es nicht mehr. Damit die neue Erinnerung bestehen bleiben kann, muss sie den Prozess der Konsolidierung neu durchlaufen. Unser Gedächtnis hält sich immer auf dem neuesten Stand.

Erinnerungen können aktualisiert werden

Die alte Auffassung von Gedächtnis war, dass einmal verdichtete Erinnerungen für immer gespeichert sind. Die neue Ansicht auf der Grundlage der Re-Konsolidierung ist, dass verdichtete Erinnerungen durch neue Eindrücke aktualisiert werden. Im Folgenden müssen sie dann wieder durch einen weiteren Verdichtungsprozess laufen, bevor sie als neue Erinnerung abgespeichert werden. Die Folge daraus ist, dass Ihr Gedächtnis immer nur so gut ist, wie Ihre letzte Erinnerung.

Lang anhaltende unspezifische Schmerzen sind wie eine Re-Konsolidierungsblockade. Diese betrifft in erster Linie die nicht bewussten Erinnerungen, wie die, an denen die Amygdala beteiligt ist; sie erkennt Bedrohungen und reagiert auf sie. Schmerz wird als Bedrohung wahrgenommen und löst die Produktion von Stresshormonen wie Adrenalin und Cortisol aus. Besonders dem Cortisol wird eine verstärkte Schmerzwahrnehmung nachgesagt. Und so sind Sie in einem fatalen Kreislauf gefangen.

Die Methoden der *Sieben Brücken* führen Sie aus diesem Kreislauf. Das Wichtige und Neuartige dabei ist, dass wir nicht versuchen, Ihre alten Erinnerungen zu löschen. Sie werden stattdessen sanft hervorgeholt, neu bewertet und dann als aktuelle Erinnerung abgespeichert. Damit Ihr Gehirn bereit ist, zu folgen, geschieht die Re-Konsolidierung nicht auf einmal. Wir haben *Sieben Brücken* für Sie gebaut, über die Sie gehen dürfen, um Ihr Ziel zu erreichen: So kontrollieren Sie in Zukunft Ihren Schmerz und nehmen Ihr Leben wieder selbst in die Hand!

Am Ende ist Ihr Gedächtnis so gut, wie Ihre letzte Erinnerung.

Schmerz und Körper

Kontrollieren Sie Ihren Schmerz

Wir wollen Ihnen in diesem Buch Wissen darüber vermitteln, wie Sie Ihren Schmerz kontrollieren können: Das Wissen

- um die Kraft Ihres Gehirns und dessen Einfluss auf den Schmerz;
- um die Macht der unbewussten Gedanken, die ihr Hirn ununterbrochen produziert und so Schmerzen hervorruft,
- und um die Erkenntnis darüber, wie Sie diese Gedanken in schmerzbefreiende Bahnen lenken.

Ungewohnte Denkweise einüben

Wir, meine Mutter Nina als NeuroCoach und ich als Osteopath, wollen, dass Sie Ihren Schmerz kontrollieren. Wir zeigen Ihnen Maßnahmen und geben Ihnen Ideen für Gedanken mit auf den Weg, die Sie in jeder Situation und aus jeder Position heraus abrufen können. Sie werden immer wissen, was Sie tun können, um aus einer schmerzhaften Situation herauszukommen. Außerdem, wenn Sie die Methoden der *Sieben Brücken* in Ihr Leben integrieren, vermeiden Sie vermutlich in Zukunft einen lang anhaltenden Schmerz. Es geht unter anderem darum, nach ungewohnten neuen Denkweisen Ausschau zu halten und sie zuzulassen. In meinem Praxisalltag arbeite ich sehr oft auf diese Weise.

Beispiel Knieschmerzen

Gegen Knieschmerzen hilft in erster Linie Kraft. Es ist eminent wichtig, Kraft in den Beinen aufzubauen, wenn man Knieschmerzen hat. Also mache ich Vorschläge, wie diese Kraft aufzubauen ist: Durch weite Ausfallschritte oder Kniebeugen zum Beispiel. Doch die meisten meiner Patientinnen und Patienten haben sofort verständliche Einwände: »Wie soll ich denn Kniebeugen oder große Ausfallschritte machen, wenn ich Knieschmerzen habe?« Ich höre auch nicht selten: »Wie ist denn das generell mit der Arthrose? Da kann man doch sowieso nichts machen.« Es heißt fast immer: »Ich kann das nicht!«

Ich lasse den Patienten dann von meiner Liege aufstehen und sage: »Ich wette mit Ihnen, dass Sie eine Kniebeuge schmerzfrei ausführen können!« (Manche lassen sich sogar auf eine Wette ein.) Die meisten schauen mich dann erwartungsvoll bis ängstlich an, denn bei einer optimal ausgeführten Kniebeuge beugt man seine Knie so weit man eben kann, geht in die Hocke und kommt wieder hoch.

Doch ich zeige meinen Patientinnen und Patienten eine Kniebeuge auf eine Art, wie man sie im Allgemeinen nicht macht. Denn »so weit man eben kann« ist hier entscheidend. Niemand verlangt eine optimal ausgeführte Kniebeuge mit maximaler Beugung der Knie. Es reicht vollkommen aus, die Knie nur ein kleines bisschen im persönlich schmerzfreien Bereich zu beugen. Das ist vielleicht nicht so anstrengend wie eine optimal ausgeführte Übung, aber wenn diese Mini-Kniebeuge 50-mal wiederholt wird, baut der Muskel Kraft auf. Und das ist, was erreicht werden soll. Ihre persönliche Definition einer Kniebeuge ist dabei variabel.

Es kommt immer darauf an, wie Sie persönlich eine Kniebeuge oder einen Ausfallschritt definieren. Sie sollten sich beim Krafttraining auf jeden Fall von allen perfekten Vorstellungen verabschieden. Es ist nicht wichtig, alles perfekt machen zu können, sondern es überhaupt zu machen! Ich nenne dieses Vorgehen »um den Schmerz herum trainieren«. Dadurch er-

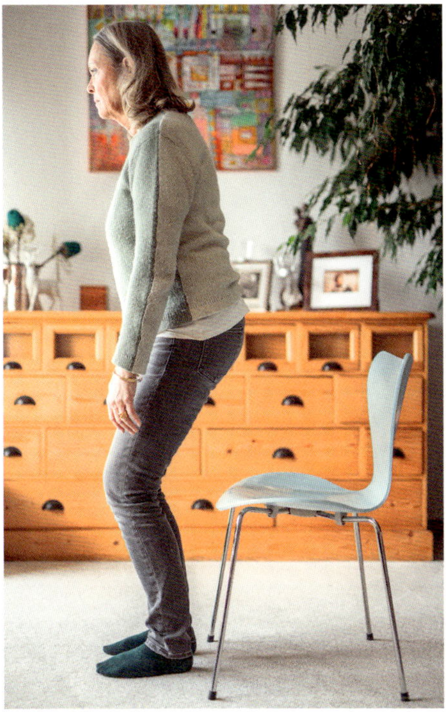

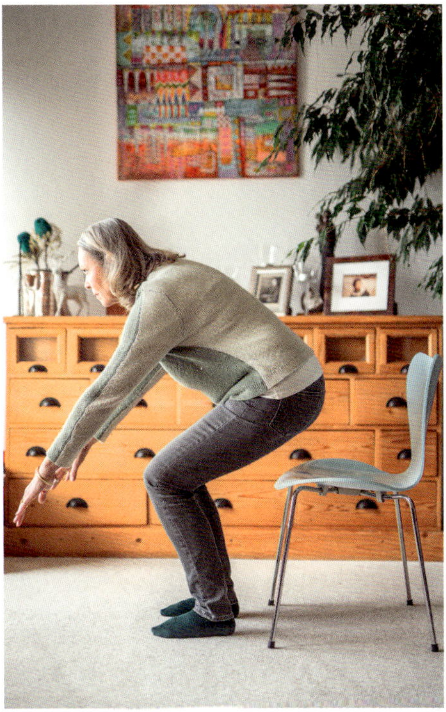

hält das Gehirn eine neue Information: »Oh, ich kann mein Knie ja doch schmerzfrei bewegen!« Je öfter Sie diese schmerzfreie Mini-Bewegung machen, desto mehr Kraft bauen sie auf, und desto eher können Sie auch wieder eine für Sie persönlich optimal ausgeführte Kniebeuge ausüben.

Gleiches gilt für Rücken-, Schulter- und Fußgelenkschmerzen, ja im Prinzip für fast alle Schmerzen im Skelettsystem. Trainieren Sie, dehnen Sie und mobilisieren Sie um den Schmerz herum! Verfallen Sie auf keinen Fall ins Nichtstun und ständige Schonen. Verlieren Sie niemals den Glauben daran, sich wieder schmerzfrei bewegen zu können!

Die Sache mit den Faszien

Faszien-Training, Faszien-Ball, Faszien-Yoga, Faszien-Rolle, Faszien-Therapie … kurzum: Faszien sind in aller Munde. Aber was sind denn nun diese Faszien genau und wie können Sie sich deren Behandlung zu Nutzen machen, um Schmerzen abzustellen? Ich beschreibe Ihnen eine Mög-

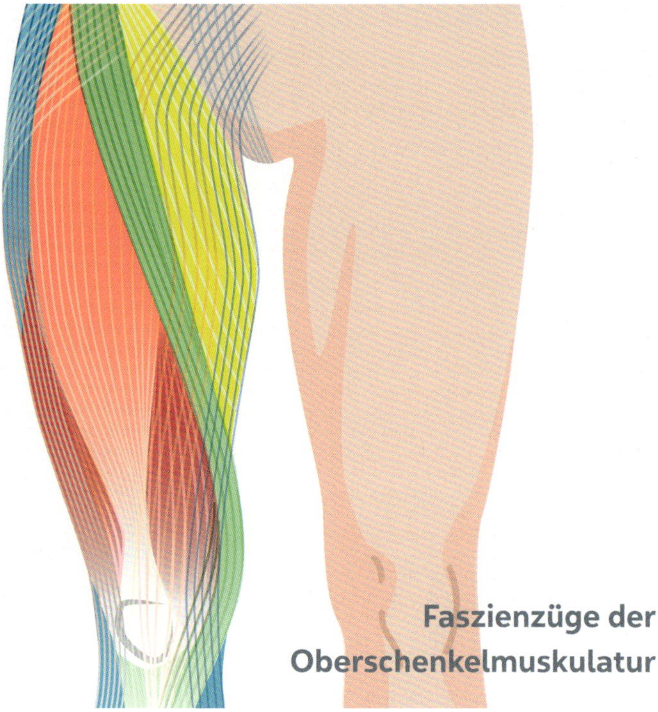

lichkeit, wie Sie bestimmte Faszien selbst behandeln können. Hier an der am häufigsten vorkommenden Problematik in meiner Praxis, den Problemen im unteren Rücken.

Stellen Sie sich Faszien wie ein eng gewebtes Spinnennetz vor, fast so dicht wie eine Folie, das den ganzen Körper durchzieht. Faszien halten Blutgefäße und Nervenstränge an Ort und Stelle, umweben jeden Muskel und die inneren Organe. So sorgen sie dafür, dass alles am rechten Platz bleibt. Diese Strukturen können sich zusammenziehen oder ausdehnen und auch Schmerzsignale an unser Gehirn senden.

Die Wichtigkeit von Faszien in der Medizin ist noch nicht lange bekannt. Bis vor wenigen Jahren wurde den Faszien und deren Funktion in der Medizin und der manuellen Therapie wenig Aufmerksamkeit geschenkt. Man wusste nicht, welchen therapeutischen Nutzen die Behandlung von Faszien haben könnte.

Heutzutage achtet jeder Chirurg bei Operationen wie ein Luchs darauf, die Faszien so wenig wie möglich zu beschädigen. Und die Manualtherapeuten (z.B. Osteopathen) nutzen Faszien-Techniken mit erstaunlichen Erfolgen bei der Behandlung von Schmerz.

Beispiel: untere Rückenschmerzen

Bei der Behandlung von Schmerz spielen Faszien eine tragende Rolle. Eines ist vorweg zu sagen: Die Behandlung von Faszien erfordert eine forsche und zielstrebige Vorgehensweise. Das kann bisweilen zu blauen Flecken führen und ist leider auch unangenehm. Doch das Ergebnis ist sehr lohnend!

DIE THEORIE ZUR ÜBUNG Die verbesserte Beweglichkeit des Beckens ist ein Schlüssel, um Rückenschmerzen zu bekämpfen. Am Becken, das sie sich am besten wie eine Salatschüssel vorstellen, sind viele Muskeln angebracht, wie die Bauch- und Rückenmuskeln sowie die Bein- und die Beckenbodenmuskulatur. All diese Muskeln wollen sich frei entfalten und ihrer Arbeit nachgehen. Benutzen wir diese Muskeln allerdings nicht artgerecht, bekommen wir ein Problem. »Nicht artgerecht« heißt: zu wenig Bewegung, zu viel statische Zustände. Ein Beispiel ist das viele Sitzen. Sitzen wir den Großteil des Tages oder liegen mit angezogenen Beinen im Bett (hier erkennen Sie sich vielleicht selbst), werden die Bauchmuskeln und die Muskulatur der vorderen Oberschenkel schwächer und verkürzen sich. In unserer Gesellschaft kann man da getrost von »bei fast jedem ist das so« sprechen.

Unser Gehirn ist ein Energiesparfuchs und wenn Muskeln, die mit viel Energie versorgt werden müssen, nicht benutzt werden, dann kann man da ja getrost Energie sparen. Die Folge davon sind eben Schwäche und Verkürzung der Muskulatur. Um eine freie Beweglichkeit des Beckens zu ermöglichen, müssen Sie also eben dieser Muskulatur wieder zu Elastizität verhelfen.

Dafür eignen sich Faszientechniken hervorragend. Sie regen die Durchblutung der Muskulatur an, ziehen Faszien in die Länge und sorgen somit für eine sofort spürbare Verbesserung der Mobilität im Becken, und somit zu oft spontaner Schmerzerleichterung.

Wichtiger Hinweis

Bitte unbedingt beachten: Es ist nicht notwendig, ein erfahrener Therapeut zu sein, um die hier vorgestellten Techniken bei sich selbst anzuwenden. Jede praktische Technik, die ich in diesem Buch vorstelle, ist absolut bedenkenlos einsetzbar, doch es ist wichtig, dass Sie Folgendes beachten:

Sie dürfen diese Techniken **nicht** ausführen, wenn:

- Sie Fieber haben,
- offene Wunden oder frische Nähte im zu behandelnden Bereich sind,
- Sie akute Entzündungen im zu behandelnden Bereich haben, oder wenn
- Sie eine erblich bedingte Blutgerinnungsstörung haben.

Werden Sie aktiv

Suchen Sie sich jetzt einen Koch- oder Esslöffel. Egal wofür Sie sich entscheiden, es sollten keine scharfen Kanten vorhanden sein. Die Behandlung wird zwar unangenehm, aber das Verletzen der Haut wollen wir vermeiden. Beginnen wir mit der Oberschenkelmuskulatur:

VORBEREITUNG Bevor Sie sich selbst therapieren, gehen Sie ein paar Schritte und machen sich Ihrer Oberschenkel bewusst. Wie fühlen sie sich an? Wie beweglich ist Ihr Becken? Machen Sie kreisende Bewegungen mit dem Becken, richten Sie es vorsichtig auf und kippen es dann wieder.

Setzen sie sich dann in Unterhosen (eine kurze Hose hat zu viel Stoff!) auf einen Stuhl oder ein Sofa.

EINSATZ DES LÖFFELS Jetzt nehmen Sie Ihren Löffel zur Hand. Halten Sie ihn mit beiden Händen am unteren Ende (mit dem man isst oder umrührt) gut fest und ziehen Sie damit einen festen Strich von der Kniescheibe in Richtung Becken – so weit, wie Sie kommen. Drücken Sie den Löffel dabei so fest Sie es eben aushalten können in Ihre Haut.

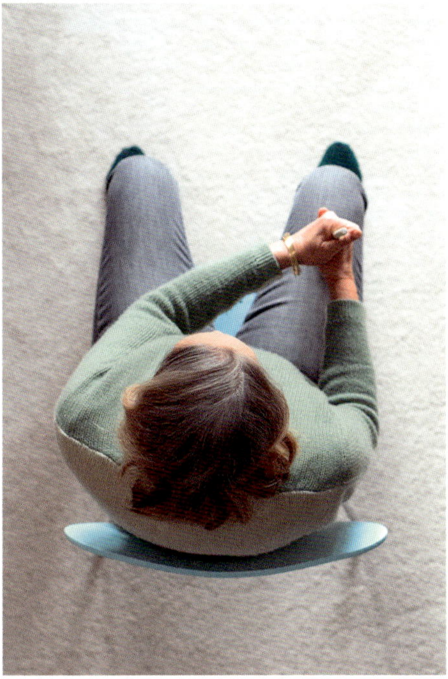

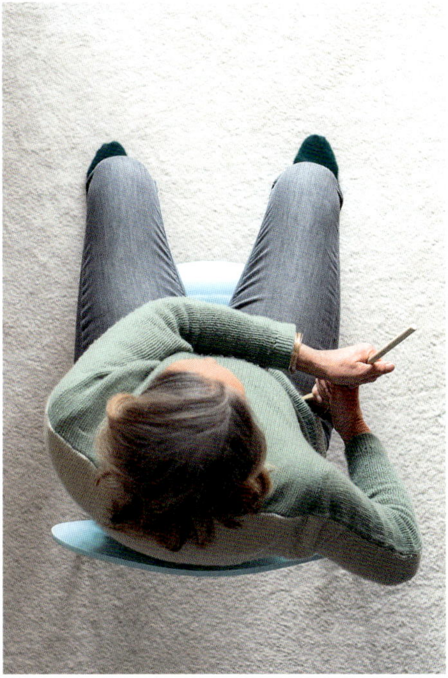

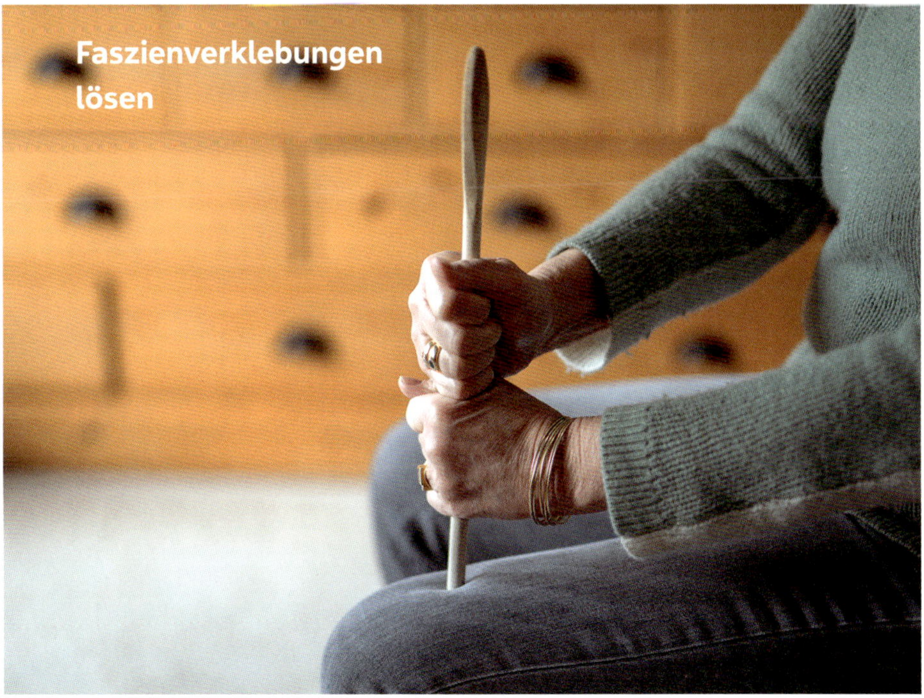
Faszienverklebungen
lösen

Das darf und soll sogar *sehr* unangenehm sein, sollte Sie aber nicht vor Schmerzen zergehen lassen. Wiederholen Sie das dreimal.

Dann ziehen Sie jeweils links und rechts entlang des ersten Striches (Im Abstand von ungefähr einem Zentimeter), jeweils drei weitere Striche. Drei Wiederholungen bringen das beste Ergebnis.

ERHALTUNG DES NEUEN KÖRPERGEFÜHLS Wenn Sie damit fertig sind, gehen Sie etwa 10 Minuten in Ihrer Wohnung herum, damit sich die so gelösten Faszien nicht gleich wieder in ihre Ausgangsposition zurückziehen. Sie sollten jetzt eine deutliche Erleichterung in Ihrem Rückenschmerz verspüren.

Die inneren Organe

Unser Körper lässt sich in verschiedene Systeme aufgliedern. Die beiden, die wir direkt und erfolgversprechend mit unseren Händen beeinflussen können, sind das »parietale System« und das »viszerale System«. Passiv wird auch das Nervensystem beeinflusst, als Reaktion auf eine direkte Behandlung der beiden anderen Systeme. Doch das lassen wir hier zunächst außen vor.

- Das parietale System schließt das gesamte Skelettsystem ein: Muskeln, Sehnen, Knorpel, Gelenkkapseln, Knochen und Bänder.
- Das viszerale System beschreibt die Welt der inneren Organe: Leber, Milz, Magen, Dünndarm, Dickdarm, Nieren, Blase, die Prostata beim Mann sowie die Gebärmutter und Eierstöcke bei der Frau.

Beispiel: kleines Becken

Das sogenannte »kleine Becken« gehört zum viszeralen System. In der Osteopathie bezeichnet man damit, sehr vereinfacht gesagt, die inneren Organe und Strukturen, die sich unterhalb Ihres Bauchnabels befinden: Blase, Gebärmutter (die Prostata beim Mann), Dickdarmschleifen, die Beckenbodenmuskulatur und die weitere Muskulatur, die auch an den inneren Beckenschaufeln angewachsen ist (dazu mehr in einem der folgenden Kapitel).

Hier stelle ich Ihnen eine kinderleichte manuelle Technik vor, wie Sie Ihr »kleines Becken« (also einen Teil Ihres viszeralen Systems) mobilisieren, um Rückenschmerzen zu lindern.

Werden Sie aktiv

VORBEREITUNG Nehmen Sie sich für diese Technik fünf bis zehn Minuten Zeit. Bevor Sie anfangen, halten Sie bitte kurz inne. Werden Sie sich Ihres aktuellen Schmerzustands bewusst und merken ihn sich, noch besser, schreiben Sie ihn sich auf, denn Ihr Gehirn liebt es, wenn Sie sich wichtige Dinge aufschreiben: Wie stark ist der Schmerz auf einer Skala von 0 bis 10 (10 ist am stärksten)?

Beschreiben Sie den Schmerz: Ist er brennend, stechend, dumpf, schwer, kalt oder heiß?

SUCHEN SIE EINE BEQUEME LAGE Legen Sie sich bequem auf den Rücken, am besten auf eine harte Unterlage (das Bett oder Sofa geht auch), den Oberkörper frei und mit offener Hose bzw. nur in Unterhose. Eine Knierolle, ein Kissen oder eine zusammengerollte Decke unter den Knien ist hilfreich, aber kein Muss.

SETZEN SIE IHRE HÄNDE EIN Positionieren Sie nun Ihre Hände flach auf dem Bauch und beginnen Sie, dort hinzufühlen. Richten Sie die Aufmerksamkeit auf den Bauch und Ihre Hände. Fangen Sie an, etwas zu drücken und die Hände ein wenig über die Haut zu ziehen. Lassen Sie sich Zeit!

Gibt es weiche und nicht so weiche Stellen? Wie tief und fest können Sie drücken? Gibt es knöcherne Begrenzungen? Wenn ja, können Sie die ertasten? Ist das schmerzhaft, unangenehm oder gar interessant? Bewegen Sie die Hände vom Schambein in Richtung der Rippen und von links nach rechts; beschreiben Sie einen Kreis. Alles was weich ist, dürfen Sie bewegen und erspüren.

Solange Sie nicht das Gefühl haben, durch den Druck der Hände vor Schmerzen an die Decke springen zu müssen, machen Sie weiter! Nutzen Sie auch die Finger und die Handballen. Drücken und ziehen Sie an verschieden Stellen. Nehmen Sie Ihre Hände weg und legen sie wieder neu auf. Verbinden Sie das gerne mit gut spürbarem Druck, den Sie auf Ihre Organe ausüben.

VERSCHIEBEN SIE DEN FOKUS IN RICHTUNG BLASE

Wenn Sie sich ein wenig an dieses Tun gewöhnt haben, widmen Sie sich dem unteren Bereich Ihres Bauches in Richtung der Blase. Sie wollen schließlich den Schmerz positiv beeinflussen.

Bei aufgelegten Händen drücken Sie mit spitzen Fingern forsch in den Bereich Ihres weichen Bauches, unter dem Sie das Schambein ertasten können. Das kann Harndrang auslösen, lassen Sie sich nicht irritieren. Ziehen Sie nun die Hände Richtung Magen hoch (belassen Sie dabei den Druck der Finger). Sie bewegen sich tatsächlich nur ein oder zwei Zentimeter nach oben.

Lassen Sie dabei den noch immer forschen Druck der Finger nicht locker. Das erzeugt ein ziehendes, fast brennendes Gefühl auf der Haut. Halten Sie den Druck. Atmen Sie jetzt drei- bis fünfmal tief in Ihre Hände ein und wieder aus. Erkennen und genießen dieses neuartige Gefühl in Ihrem Bauch. Lösen Sie den Druck bei der letzten Wiederholung beim Einatmen und nehmen Sie die Hände ganz weg.

Beschäftigen Sie sich etwa 10 Minuten mit dieser Technik. Dabei sind Ihre Gedanken bei Ihrer Atmung und Ihren Händen. Ihre Hände mobilisieren Ihr »kleines Becken«. Denken Sie daran: Sie dürfen richtig hinlangen, haben Sie keine Angst! Da *muss* sich was bewegen, Sie wollen etwas bewegen!

ERHALTUNG DES NEUEN KÖRPERGEFÜHLS Wenn Sie fertig sind, stehen Sie auf und gehen 10 Minuten spazieren. Genießen Sie die neu gewonnene Freiheit in Ihrem Rücken!

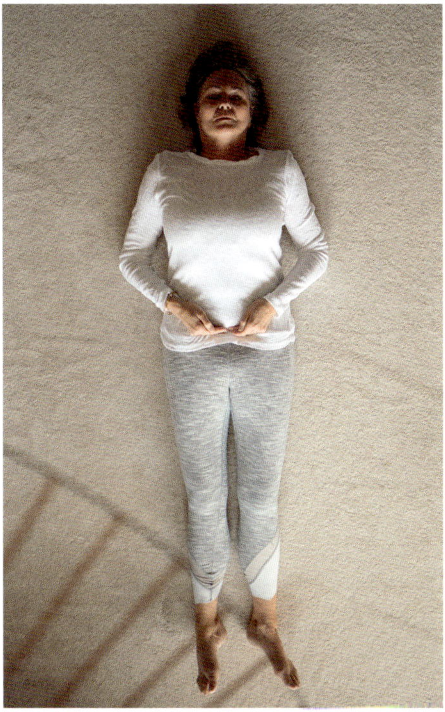

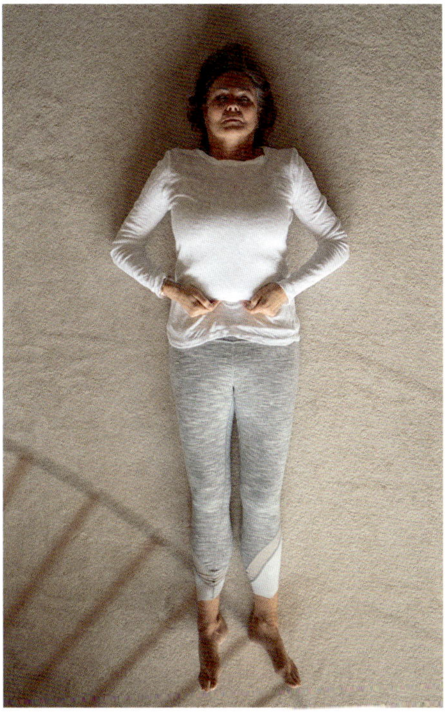

VERGLEICHEN SIE VORHER – NACHHER Erinnern Sie sich an Ihren Ausgangszustand? Schreiben Sie in Ihr Büchlein: Wie stark ist der Schmerz jetzt auf der Skala? Hat sich seine Qualität verändert?

Sie können das jeden Tag wiederholen, solange es nötig ist. Und wenden Sie diese Technik auch gerne an, wenn Sie zukünftige Schmerzen im Rücken vermeiden wollen.

Wissenschaftlicher Hintergrund

David Julius und Ardem Patapoutian haben den Nobelpreis 2021 für Medizin und Physiologie bekommen. Wissen Sie wofür? Für die Entdeckung temperatur- und mechanisch sensibler Rezeptoren im menschlichen Körper. Was bedeutet das für mich als Therapeut bzw. für Sie als Ihr eigener Therapeut?

Prof. Dr. Patapoutian hat sogenannte Mechanorezeptoren in der Haut und in den inneren Organen ausmachen können. Das sind Empfangsstrukturen, die auf mechanische Reize reagieren. Und das heißt: Nicht nur die Haut kann mechanische Reize, wie Druck oder Zug, an das Gehirn weiterleiten (das liegt ja nahe und ist bekannt), sondern auch innere Organe registrieren diese Reize.

Das ist zwar für Therapeuten nichts Neues, wurde aber nie wissenschaftlich nachgewiesen. Bis heute. Wir Osteopathen wurden ab und an belächelt, wenn wir sagten: »Klar arbeite ich viszeral. Selbstverständlich mobilisiere ich den Dickdarm oder die Leber.«

Jetzt ist es wissenschaftlich anerkannt: Innere Organe haben Rezeptoren, die mechanische Reize an das Gehirn weiterleiten. Wenn Sie oder ich Ihr »kleines Becken« mobilisieren, kommt im Gehirn eine Sintflut an Informationen an. Neue Informationen, andere Informationen als bisher.

Und da die Strukturen im »kleinen Becken« und die der Lendenwirbelsäule eng miteinander verknüpft sind, wird der ganze Bereich nach der Mobilisation von unserem Gehirn neu bewertet. Es fühlt sich anders an, und Veränderung bedeutet im besten Falle: weniger bis gar nicht mehr schmerzhaft.

Verschiedene therapeutische Berufsbilder

Die meisten meiner Patientinnen und Patienten kommen in meine Praxis, ohne zu wissen, was sie bei einer osteopathischen Behandlung erwartet. Daher fragen sie oft: Worin liegt der Unterschied zwischen der Physiotherapie und der Osteopathie? Ist der Osteopath ein Heilpraktiker? Oder arbeitet er homöopathisch?

Die Begriffe werden häufig verwechselt und in einen Topf geworfen. Darauf steht dann im besten Falle »alternativ«, im schlechtesten »esoterisch« geschrieben. Sehr oft höre ich Leute in Unterhaltungen erwähnen, dass sie zur Massage gehen. Frage ich nach, dann stellt sich schnell heraus, dass der Masseur in Wirklichkeit ein Osteopath ist. Schnell wird ein Osteopath schon mal zum Masseur. Es ist kein Wunder, dass all diese Begrifflichkeiten, die verschiedenen Berufsbezeichnungen und zugrunde liegenden Ausbildungskriterien verwechselt, vertauscht und miteinander vermischt werden.

Es ist mir, dem Osteopathen, eine Herzensangelegenheit, etwas Licht in das Dunkel der vielen verschiedenen Therapieformen zu bringen. Deshalb hier eine – unvollständige – Aufzählung von manualtherapeutischen Berufen und deren Bereichen:

Masseure, Physiotherapeuten und andere

Masseure und medizinische Bademeister haben eine klassische staatlich anerkannte Ausbildung. Sie massieren Muskeln und wenden medizinische Gusstechniken und Wickel an.

Physiotherapeuten haben eine klassische staatlich anerkannte Ausbildung. Sie kümmern sich um das Skelettsystem im Allgemeinen. Dabei massieren sie Muskeln, mobilisieren Faszien und Gelenke, bauen Muskeln auf und lindern Schmerzen. Zudem übernimmt eine Physiotherapeutin oder ein Physiotherapeut die Nachsorge von chirurgischen oder orthopädischen Operationen.

Ein Heilpraktiker hat keine staatlich anerkannte Ausbildung. Es gibt aber eine staatliche Prüfung, die den Kandidaten oder die Kandidatin dazu berechtigt, den Titel Heilpraktiker zu tragen. Das heißt, jeder Mensch kann zu egal welchem Zeitpunkt seines Lebens diese Prüfung ablegen. Es gibt keine zwingend erforderliche Voraussetzung dafür, wie ein Prüfungsanwärter an das erforderliche Wissen kommt.

Auf welchem Gebiet sich ein geprüfter Heilpraktiker dann spezialisiert (oder eben nicht), ist individuell. Das kann Homöopathie oder die Regulierung von Stoffwechselsystemen mit Nahrungsergänzung oder auch das »Wegwedeln von schlechter Energie« sein. Auch die Osteopathie kann ein Spezialgebiet sein.

Berufsbild Osteopath

Das Berufsbild des Osteopathen basiert auf komplementär-medizinischen Methoden bzw. Behandlungsformen, die in Deutschland keine staatliche Anerkennung finden. Daher kann sich im Prinzip jeder, der einen Heilberuf ausübt, Osteopath nennen.

Damit es nicht zu Missverständnissen kommt, definiere ich an dieser Stelle, was ich unter einem Osteopathen verstehe. Das bedeutet nicht, dass es nicht auch andere Definitionen gibt:

Eine Osteopathin oder ein Osteopath hat einen klassischen, staatlich anerkannten medizinischen Beruf. Darauf aufbauend hat sie oder er eine vier- bis fünfjährige osteopathische Zusatzausbildung, die mit einer Prüfung abgeschlossen wurde. Sie oder er nimmt regelmäßig an Weiterbildungen teil.

Ein Osteopath kümmert sich um Schmerzzustände mit dem Blick auf alle im Körper zu findenden Strukturen, Stoffe und Flüssigkeiten. Muskeln, Knochen, Knorpel, Bänder, Faszien, Nerven, Blutgefäße und innere Organe werden in eine Behandlung mit einbezogen. Sie oder er nutzt das Wissen über das Zusammenspiel der verschiedenen Strukturen, Stoffe und Flüssigkeiten im Körper, um manuell Einfluss auf den Schmerzzustand zu nehmen.

Der Fokus liegt danach auf dem Verhalten der Patientinnen und Patienten nach der Behandlung: Eine veränderte Ernährungsweise, Behandlungstechniken zur Selbstanwendung und das grobe Verständnis für das, was während einer Behandlung mit dem Körper und dem Kopf passiert, sind unerlässlich für eine erfolgreiche Therapie.

Ein Osteopath hat eine vorausgegangene klassische Grundausbildung in einem staatlich anerkannten Heilberuf, wie z. B. Physiotherapeut. So kann sich jeder darauf verlassen, dass ein hoch qualifizierter, ideenreicher Therapeut verschiedenste Problematiken im menschlichen Körper effektiv behandeln kann.

Finden Sie den Therapeuten, der Ihnen hilft

Letztendlich ist es für Sie das Wichtigste, einen Therapeuten für sich zu finden, dem Sie vertrauen und der Ihre Probleme auf eine für Sie passende Art und Weise lösen kann. Unter Umständen müssen sie zwei oder drei, oder auch zehn verschiedene Therapeuten ausprobieren, bis Sie den für sie passenden gefunden haben. Finden Sie jemanden, der Ihnen die Möglichkeiten aufzeigt, sich schmerzfrei zu bewegen und so auch zu bleiben. Nehmen Sie sich die Tipps in diesem Buch zu Herzen und trainieren Sie zusätzlich Ihren Körper. Jeden Tag ein bisschen.

Unterstützend bei Ihrer Suche ist nicht nur das Wissen, auf welcher theoretischen Ausbildung die Behandlungsweise Ihres Behandlers beruht, sondern natürlich auch, welchen Grad an Erfahrung die Therapeutin oder der Therapeut mitbringt.

So werden Sie Ihr eigener Therapeut

»Wenn Dir etwas nicht gefällt, ändere es!«

Das ist ein gewagter Satz, doch wenn Sie dem Sinn seine Reichweite erlauben, werden Sie feststellen, wie richtig er ist.

Gefällt Ihnen Ihr Körper nicht? Ändern Sie ihn!

Natürlich können Sie das Altern nicht aufhalten, aber Sie können sehr wohl bestimmen, wie Ihr Körper altert.

Füttern Sie Ihren Körper mit den Stoffen, die er braucht, um optimal zu funktionieren. Vermeiden Sie, ihm Schaden durch Nahrungsmittel mit leeren oder gar schädlichen Inhaltsstoffen zuzufügen.

Trainieren Sie. Jeden Tag ein bisschen. Auf diese Weise verändert sich Ihr Körper in die Richtung, in der Sie sich wieder gefallen.

Gefällt Ihnen Ihr Umfeld nicht? Ändern Sie es!

Jeder Veränderung geht die Angst voraus. Ihr Gehirn will Sie unbedingt davon abhalten, Neues zu wagen. Denn hinter jedem Wagnis steckt potenzielle Gefahr. Und Sie erinnern sich: Genau davor muss Ihr Gehirn Sie bewahren.

Doch Sie sind jetzt der Boss. Entscheiden Sie sich bewusst dafür, Ihr Leben in eine neue Richtung zu lenken. Sie werden schnell merken, wie gut das tut! Freuen Sie sich auf das Neue!

Das Bauchgefühl

Achten Sie darauf, was Sie Ihrem Körper zumuten. Was hat Ihre tägliche Nahrungszufuhr mit Schmerzen zu tun? Die Liste der auf Essen bezogenen Sprichwörter und Zitate ist endlos. Da Sie dieses Buch in Händen halten, ist Ihnen sicher klar, dass gesunde Ernährung die Basis eines gesunden Körpers ist.

»Wer meint, keine Zeit für gesunde Ernährung zu haben, wird früher oder später Zeit für Krankheiten finden müssen.«

»Liebe geht durch den Magen.«

»Du bist, was Du isst.«

Der Druck

Beginnen wir mit der Physik. Sie ist die einfachste, aber oft vernachlässigte Verbindung von Essen und Schmerz. Wer regelmäßig zu viel oder für sich ungesunde Lebensmittel zu sich nimmt, kennt das unangenehme Gefühl der Völle. Ein gespannter Bauch, Unwohlsein und das überwältigende Gefühl: »Hach bin ich voll!«

Dieses Gefühl sollte ab jetzt ein unbekanntes werden. Denn dieser Zustand der Völle wirkt sich direkt auf die Wirbelsäule aus! Im Darm wird durch die schiere Menge an Lebensmitteln und der übermäßigen Produktion von Gasen Druck erzeugt. Druck will immer dahin, wo weniger Druck herrscht. In diesem Falle nach vorne, in Richtung der weichen Bauchwand.

Allerdings gibt es noch weitere weiche, dem Druck nachgebende Strukturen im Bauchbereich. Die Vorderseite der Wirbelsäule zum Beispiel, die direkt an den Darm angrenzt. Die Wirbelsäule führt zwischen den Wirbeln Blutgefäße und Nerven. Diese Bereiche werden durch den aufgebauten inneren Druck des Darmes eingeengt. Blutgefäße und Nerven mögen keine Enge, sie reagieren irritiert und Muskeln verspannen sich. Das alles fördert Schmerzen im Rückenbereich.

Hören Sie auf Ihren Bauch!

Lassen Sie Druck ab! Essen Sie im Allgemeinen weniger, dafür öfter. Essen Sie mehr von dem Richtigen. Was für sie richtig ist können Sie leicht herausfinden, wenn Sie bewusst essen. Lassen Sie alles weg, was Ihren Bauch aufbläht und essen Sie in Maßen.

Ein weiterer Aspekt der Physik ist die Schwerkraft. Essen Sie zu viel, wird die Last auf Ihrem Skelettsystem mit der Zeit größer als seine Belastbarkeit. Einfach ausgedrückt: Übergewicht verschleißt Knorpelmasse und belastet den Sehnen-Band-Apparat. Verschlissene Knorpelmasse und Überbelastung der bandhaften Strukturen werden mit der Zeit schmerzhaft.

Die Ernährung

Die zweite starke Verknüpfung von Essen und Schmerz ist die Chemie, also die Inhaltsstoffe von dem, was wir zu uns nehmen. Unser Körper ist ein riesiges Chemielabor. Sekündlich laufen unzählige chemische Prozesse ab, um unseren Körper am Leben zu erhalten und Schmerzen zu verhindern. Hier zu sehr ins Detail zu gehen, würde den Rahmen dieses Büchleins sprengen. Wenn Sie selbst etwas mehr in die Tiefe gehen möchten, empfehle ich, die Physiologie-Bibel »Physiologie des Menschen« zu lesen.

Wir kümmern uns daher nur um einen kleinen, aber sehr wichtigen Teil der chemischen Abläufe im Körper: Entzündungen. Sie haben direkten Einfluss auf Ihre Schmerzwahrnehmung.

AKUTE ENTZÜNDUNGEN Akute, also kurzzeitige Entzündungen sind eine großartige und lebensnotwendige Sache. Dabei handelt es sich um eine Immunreaktion des Körpers auf Fremdkörper. Diese Fremdkörper können von außen einfallen, zum Beispiel durch Viren und Bakterien oder von innen, in Form von Allergien oder Vergiftungen. Jeder, der eine akute Entzündung einmal mitgemacht hat, weiß, wie weh das tun kann. Begleiterscheinungen wie Schwellung, Rötung und Schmerz haben unter Umständen sogar eine eingeschränkte Beweglichkeit zur Folge. Nach ein paar Tagen, spätestens Wochen, ist diese Art der Entzündung allerdings Schnee von gestern und Ihre körpereigenen Selbstheilungskräfte haben den »Feind« besiegt.

CHRONISCHE ENTZÜNDUNGEN Viel gefährlicher und schmerzhafter sind chronische Entzündungen, weil sie unterschwellig ablaufen. Muskeln, Nerven, Organe, Gefäße, Gelenkkapseln oder Bänder: verschiedenste Gewebearten sind dabei im ständigen Entzündungsmodus. Häufige Verletzungen des Muskelgewebes, eine steigende Unbeweglichkeit und generelles Unwohlsein sind die Folgen. Der Körper kommt nicht mehr ins Gleichgewicht und dieser Zustand ist Nährboden für Organschädigungen, Krebserkrankungen und weitere lebensbedrohliche Zustände. Ständig bekommt er neues »Futter« zugeworfen, die diese Entzündungen aktiv halten.

Vermeiden Sie Zucker

Welche Nahrungsmittel sind Futter für Entzündungen, sind Entzündungstreiber? Vor allem der Zucker. So einfach ist das. Übermäßige Zuckerzufuhr ist der allgegenwärtige Feind unseres Körpers. Lassen Sie Zucker bei der täglichen Nahrungszufuhr außen vor, wird sich Ihr Leben auf die denkbar positivste Weise verändern.

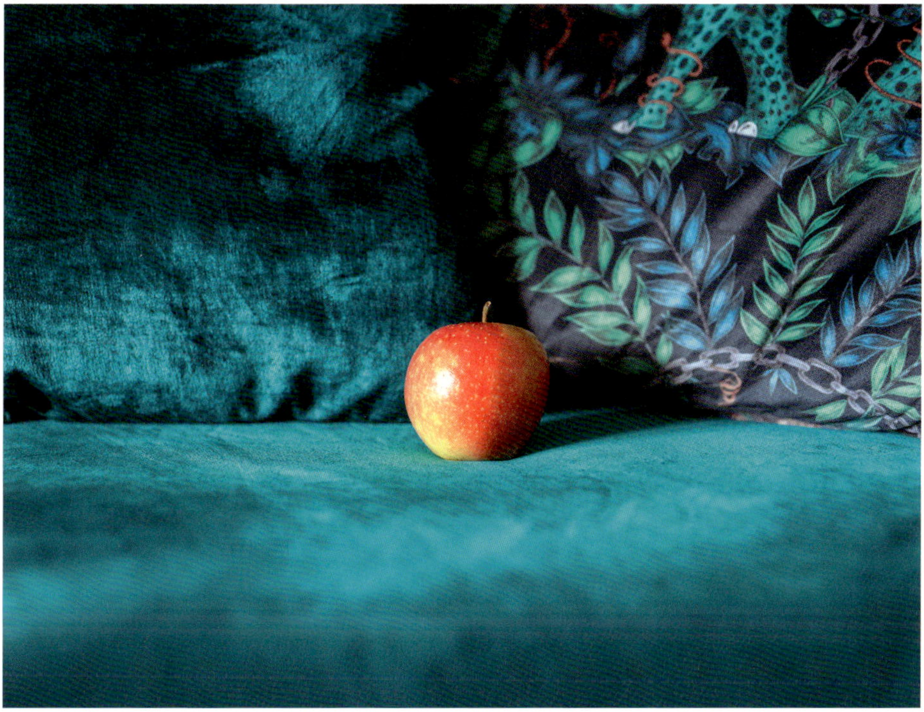

Doch Zucker ist lebensnotwendig, werden Sie vielleicht einwenden, und das stimmt. Es ist eine Tatsache: Ohne Zucker geht nichts in unserem Körper. Es geht, wie so oft, um das Gleichgewicht der Stoffe. Zucker ist auch nicht gleich Zucker.

Wenn ich von zu viel Zucker spreche, meine ich den raffinierten Zucker und den Extrazucker, den kein Mensch wirklich braucht. Dazu gehören leider auch Nudeln und Brot, Kuchen und Kekse. Schokolade, Cornflakes, Nuss-Nougat-Creme aufs Brot, Brezen und Semmeln. Und auch Spezi, Cola, fertig gemischte Apfel- oder Johannisbeerschorlen. Die Liste ist endlos.

Lassen Sie den Zucker einfach weg! *Bitte!* Stürzen Sie sich auf Gemüse, Gemüse und Gemüse. Trinken Sie Wasser oder sehr dünne, selbstgemachte Schorlen.

Tierisches Eiweiß

Auch tierisches Eiweiß gehört zu den Entzündungstreibern, wie die Wissenschaft bestätigt. Vermeiden Sie Fleischfertigwaren. Sie müssen kein Vegetarier werden, essen Sie ausgewähltes Biofleisch in Maßen. Um gesund zu bleiben, braucht der Mensch kein Fleisch. Auch das bestätigt die Wissenschaft.

(Kuh-)Milchprodukte

Auch bei (Kuh-)Milchprodukten gilt: Konsumieren Sie möglichst wenig davon, suchen Sie nach Alternativen. Das Kuhmilch-Protein (Protein = Eiweiß) Casein, steht im Verdacht, Entzündungen im Körper zu begünstigen. Ersetzen Sie Kuhmilch durch Hafer- oder Mandelmilch, das ist sehr einfach und schmeckt auch gut.

Die Erfahrung im Umgang mit meinen Patientinnen und Patienten lehrt mich, nicht zu viel von Ernährungsumstellung zu sprechen. Denn offensichtlich fällt es vielen sehr schwer, liebgewonnene Essgewohnheiten zu ändern. Und doch appelliere ich an Sie: »Wenn Sie Ihren Schmerz nachhaltig loswerden wollen, arbeiten Sie auch an Ihrem Essverhalten!« In diesem Sinne gilt: Lassen Sie den (größten) Mist weg und es geht Ihnen besser!

Die Frage nach der Flexibilität – auch des Geistes

Wie Sie jetzt wissen, ist das menschliche Gehirn, milde ausgedrückt, ein Energiesparfuchs. Anders ausgedrückt: es ist eine faule Socke. Warum sollte es energiefressende Körperstrukturen, wie zum Beispiel Muskeln, dynamisch und gesund erhalten, wenn sie gar nicht benutzt werden?

Bei fast allen Menschen, die an Rücken- oder anderen Schmerzen des Bewegungsapparates leiden, ist eine Verkürzung, wenn nicht gar eine Verkümmerung der Muskulatur mit im Spiel.

Beispiel Rückenschmerzen

Wieder greifen wir auf das Beispiel Rückenschmerzen zu, denn sie sind ein Paradebeispiel der »Ursache-Folge-Kette«: verkürzte Muskulatur und die Wahrnehmung von Schmerz.

In welcher Position verbringen Sie die meiste Zeit des Tages? Überlegen Sie mal, in welcher Position Sie die meiste Zeit des Tages verbringen. Ohne hellseherische Fähigkeiten zu haben wage ich zu vermuten, dass Sie mit an Sicherheit grenzender Wahrscheinlichkeit sagen werden: »Im Sitzen!«

Gleich mehrere Strukturen verkürzen sich durch das ständige Sitzen im Alltag: Die Bauch- und vordere Oberschenkelmuskulatur sowie die ischiokrurale und die Wadenmuskulatur. Die beiden zuletzt erwähnten gehen wir jetzt gemeinsam an. Es handelt sich um die hintere Muskulatur der Oberschenkel (ischiokrural) und die hintere Muskulatur der Schienbeine, also der Waden.

DAS DEHNEN IST WICHTIG Es ist eminent wichtig, diese Muskelketten regelmäßig zu dehnen, damit die Flexibilität des Beckens (denn dort sind diese Muskeln befestigt) gewährleistet bleibt. Ein in seiner Beweglichkeit eingeschränktes Becken ist Nährboden für jeden Rückenschmerz.

Wie können Sie also diese Muskeln dehnen, ohne täglich extra Zeit zu »verschwenden«? (Diesen Ausdruck benutzen meine Patientinnen und Patienten gerne. Ich überlasse es Ihnen, darüber nachzudenken, ob die Gesunderhaltung Ihres Körpers Zeitverschwendung ist).

Werden Sie aktiv

Dehnübungen der Beine können Sie sehr effizient in Ihren Alltag einbauen. Probieren Sie das doch gleich mal aus: Sie brauchen dazu Ihren Bürostuhl oder einen Küchenhocker, den Pezziball oder den Boden: Nehmen Sie Platz oder bleiben Sie einfach gleich sitzen.

Bei der folgenden Dehnung Ihrer Muskeln achten Sie bitte darauf, dass Ihre Aktivitäten auf keinen Fall wehtun. Eine angenehme bis strenge Dehnwahrnehmung ist erwünscht, mehr aber nicht!

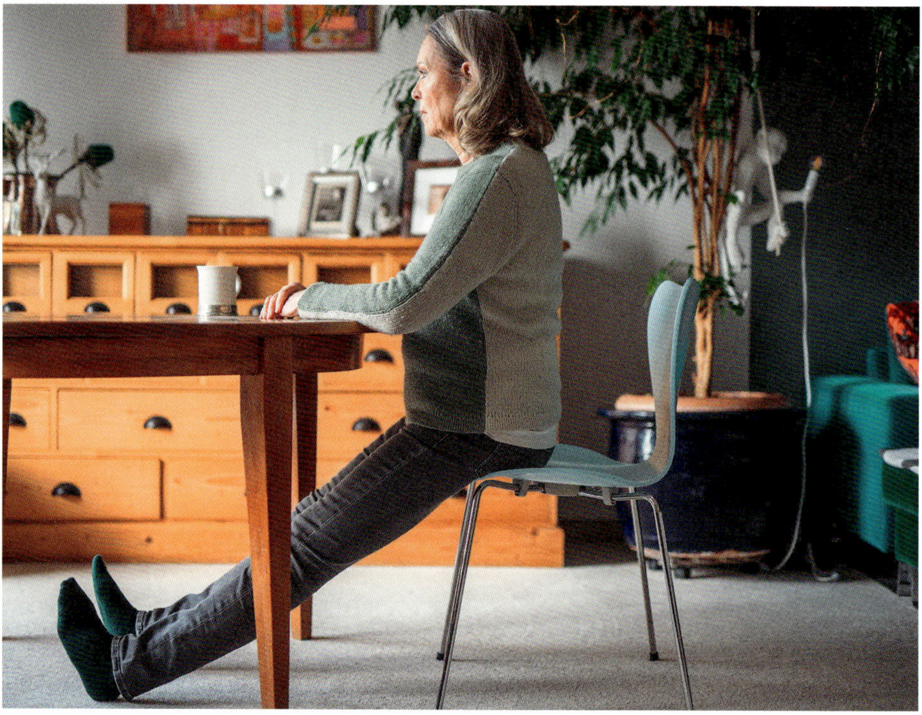

DEHNUNG DER HINTEREN OBERSCHENKELMUSKELN

Und so dehnen Sie den hinteren Muskel Ihres Oberschenkels: Strecken Sie ein Bein aus und drücken Sie das Knie aktiv durch. Das kann bereits zu einem Dehngefühl in den hinteren Oberschenkeln führen. Setzen Sie sich an die vordere Kante ihres Sitzgegenstandes (Vorsicht beim Pezziball, da gibt es keine solche) und machen Sie behutsam ein Hohlkreuz. Das verstärkt die Dehnung enorm. Ist Ihnen auch das noch zu wenig? Gratuliere! Sie haben keine verkürzte ischiokrurale Muskulatur.

Ziehen Sie gerne noch den Fuß aktiv nach oben, dann haben Sie alle Komponenten beisammen, um eine effektive Dehnung auszuüben. Ohne zusätzlichen Zeitaufwand.

Das Kippen des Beckens (Hohlkreuz machen), die Extension der Knie (aktives Strecken) und die Dorsalextension des Sprunggelenks (Füße hochziehen) beeinflussen im Miteinander die Intensität der Dehnung. Probieren Sie sich aus!

Immer im Wechsel oder beide Beine gleichzeitig. Das geht wunderbar während der Arbeit, im Meeting, am Esstisch oder im Kino. Halten

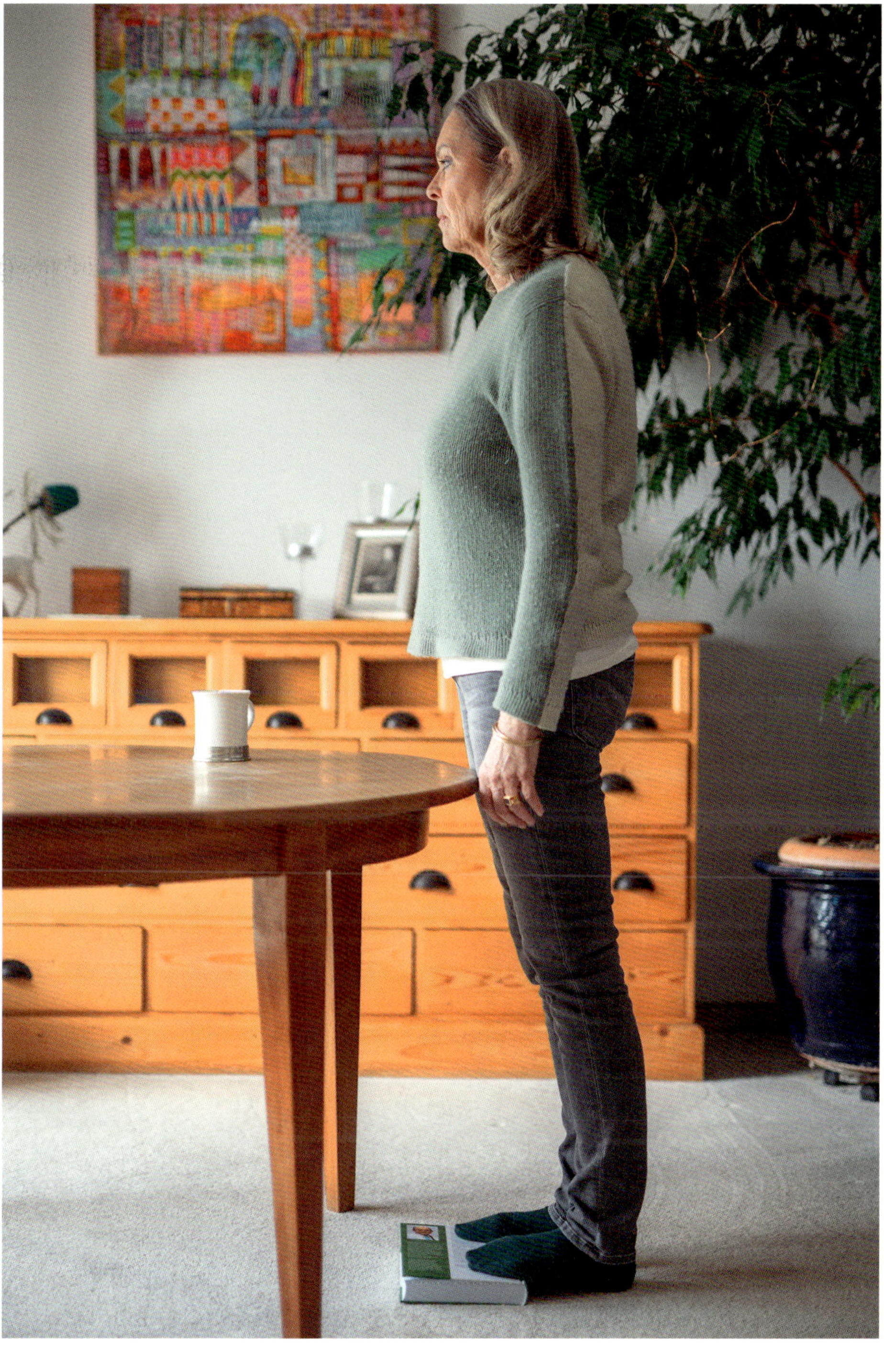

Sie eine Position mindestens 30 Sekunden und wiederholen Sie das, so oft Sie die Chance dazu haben. Jeden Tag.

DEHNUNG DER WADENMUSKULATUR Diese Übung ist sehr einfach in den Alltag zu integrieren, am besten gleich morgens nach dem Aufstehen.

Dazu brauchen Sie ein dickes Buch im Badezimmer, am besten eins, das Sie bereits gelesen haben. Jeden Morgen beim Zähneputzen legen Sie sich dieses Buch vor ihr Waschbecken und stellen sich bitte mit den Ballen drauf. Strecken Sie beide Knie durch, lehnen Sie Ihr Becken ans Waschbecken und lassen Sie die Fersen langsam absinken. In dieser Stellung putzen Sie gleichzeitig Zähne und dehnen Ihre Wadenmuskulatur. Spüren Sie im Laufe der Zeit immer weniger von der Dehnung, nehmen Sie sich einfach ein dickeres Buch.

Oder nutzen Sie eine Treppenstufe als Trainingsobjekt. Auch Treppenstufen eignen sich gut, um Ihre Waden zu dehnen. Das Prinzip ist das gleiche: mit den Ballen auf die Kante der Treppe, Knie durchdrücken und Fersen absenken. Machen Sie auch das, so oft Sie können. Jeden Tag.

Mit diesen beiden einfachen Tricks beugen Sie Rückenschmerzen vor oder haben sie ein Stück weit mehr unter Kontrolle.

Die Kraft

Ohne Kraft haben Sie keine Chance, dem Schmerz zu entkommen. Dabei ist es noch mal wichtig, zu betonen: Wir sprechen in diesem Buch über lang anhaltenden, teils unspezifischen Schmerz. Frische Traumata wie Wunden, Brüche, akute Entzündungen oder Knochenbrüche sind auf andere Weise zu behandeln.

Der Zusammenhang von Schmerz und Kraft

Ein Gelenk besteht aus zwei Knochen, deren Enden mit Knorpel überzogen sind, einer Gelenkkapsel und stabilisierenden Bändern außenherum. Muskeln und die dazugehörigen Sehnen bewegen und stabilisieren die Gelenke, wobei jeder Muskel über ein Gelenk zieht. Damit er am Knochen festwachsen kann, wird jeder Muskel zu einer Sehne. Damit sich das Gelenk bewegen kann, muss sich der Muskel zusammenziehen. Dafür braucht er Kraft.

Ein gesunder Bewegungsapparat ist im Gleichgewicht aus Belastung und Belastbarkeit aller beteiligter Strukturen. Seine Muskeln sind so stark, dass sie Belastungsspitzen in den Gelenken puffern und auf diese Weise deren dauerhafte Überbelastung verhindern. Mit souveräner Kraft wird der Körper bewegt, die Knorpel fühlen sich wohl und wenn es sein muss, stabilisieren die Muskeln Gelenke in Windeseile, damit sie nicht über die Maßen beansprucht oder gar verletzt werden.

Doch sind Ihre Muskeln zu schwach, um Gelenke dauerhaft zu stützen und zu bewegen, werden deren Strukturen wie Knorpel, Bänder und Kapseln überbelastet. Eine Überbelastung führt zu Verschleiß, Reizungen oder gar Entzündungen. Bei einer Entzündung springt das Alarmsystem des Körpers an und signalisiert Schmerz. Denn spätestens jetzt muss die beschädigte Struktur »repariert« werden.

Ihr Körper ist für Bewegung gemacht

Halten Sie sich immer vor Augen, dass der menschliche Körper für Bewegung gemacht ist, nicht fürs Sitzen. Der Körper ist an den Bewegungsmangel der heutigen Zeit (noch) nicht angepasst. Über Jahrtausende hinweg mussten Menschen laufen, klettern, sammeln, fliehen, kämpfen und Schutz suchen. Sie sind mit den Jahreszeiten gewandert und haben sich der Natur angepasst. Mit dem Einzug der Industrialisierung vor etwa 200 Jahren ist der Mensch nicht mehr dazu gezwungen, sich zu bewegen. Er überlebt bequem auch so, doch bedauerlicherweise nicht ohne unangenehme Folgen wie Schmerz und Krankheit.

Bewegung verbraucht eine Menge Energie. Noch mehr Energie wird benötigt, wenn Muskelkraft aufgebaut werden muss.

Sie erinnern sich: Unser Gehirn ist ein Energiesparfuchs. Sie fragen sich, wie das alles zusammenpasst? Generell ist es wichtig, dass das Gehirn Energie spart, wo es nur kann, um den Körper am Leben zu erhalten. Doch es gibt Momente, da wir mit unserem bewussten Denken eingreifen müssen, damit wir auch gesund überleben! Wenn es um Kraft geht, müssen wir bewusst dazwischenfunken! Denn es ergibt absolut keinen Sinn, hier an Energie zu sparen.

Spaß am Training ist wichtig!

Das mit Abstand Wichtigste beim Krafttraining ist der Spaß an der Freude. Man kann so viele Übungen und Techniken kennen, wie man nur will; ohne Spaß an der Ausführung und in einer Umgebung, in der

Sie sich nicht wohl fühlen, werden Sie kein Training konsequent durchziehen können.

Suchen Sie sich gleichgesinnte Gruppen, stellen Sie sich vor den Fernseher, erkunden Sie neue Sportarten oder Trainingsmethoden und probieren Sie aus! Nie war es leichter, sich über Trainingsmöglichkeiten zu informieren, als heutzutage.

So bauen Sie Kraft im Alltag auf, ohne außer Haus zu gehen:

Beispiel Bauchmuskulatur

Mein Beispiel soll die Bauchmuskulatur sein: diese unangenehm zu trainierende, und doch so wichtige Muskulatur, um Rückenschmerzen loszuwerden oder zu vermeiden. Hier gilt: Kein stabiler Rücken ohne eine stabile Bauchmuskulatur. Sie ist der Gegenspieler der Rückenmuskulatur und muss extra trainiert werden, da sie im sitzenden Alltag fast nicht arbeiten muss. Im Gegensatz zur Rückenmuskulatur, die uns auch im Sitzen aufrecht zu halten hat und dadurch immer aktiv ist.

Werden Sie aktiv

VORBEREITUNG Nehmen Sie ein nicht zu dünnes Buch im DIN-A5-Format. Setzen Sie sich auf einen Stuhl an einen Tisch. Legen Sie Ihre Ellenbogen auf der Tischplatte ab. Spreizen Sie entspannt Ihre Oberschenkel und setzen die Füße bewusst auf.

BUCH AUFNEHMEN Nun strecken Sie mit dem Buch in Ihren Händen die Arme komplett durch, sodass Sie es auf Brusthöhe oder etwas tiefer vor sich halten.

BUCH BEWEGEN Bewegen Sie das Buch so schnell Sie können innerhalb des Bereiches Ihrer gespreizten Beine hin und her. Im Sekundentakt oder schneller, wenn Sie können.

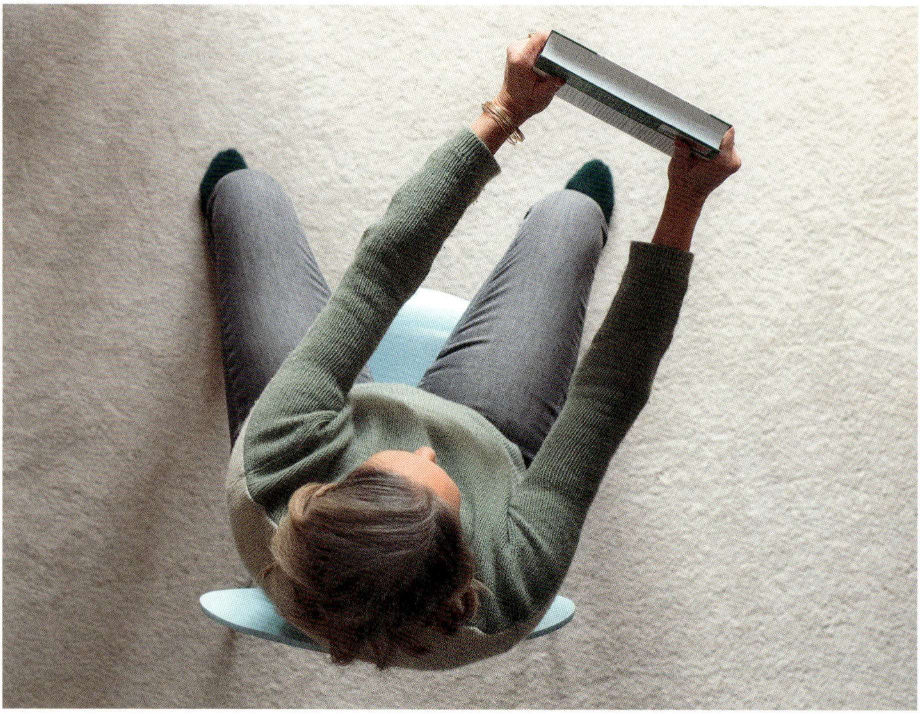

Spüren Sie die Anspannung in Ihrer Bauchmuskulatur? Sie haben keine Chance, diese Bewegung ohne Anspannung der Bauchmuskulatur auszuführen.

Zählen Sie, wie oft Sie das Buch innerhalb einer Minute hin und her bewegen können (falls Sie so schnell zählen können!).

BELIEBEN SIE DRAN Machen Sie dies nun jeden zweiten Tag dreimal je eine Minute lang. Für den Rest Ihres Lebens. Führen Sie Buch und erfreuen Sie sich an einer neuen Rückenstabilität, die sich nach wenigen Wochen einstellen wird.

Stichwortverzeichnis

Empfehlungen von Nina Olsson und Michael Weber

Memory Re-Consolidation

https://bit.ly/memoryreconsolidation

Rückenschmerzen

https://skelata.de

https://bit.ly/AusbildungOsteopathie

Gähnen und Pandikulation

https://bit.ly/yawnandbrain

https://bit.ly/pandiculation

https://bit.ly/pandiculationandbrain

Dankbarkeit

https://bit.ly/gratitudeandpain

https://bit.ly/gratitudeandarthritis

https://bit.ly/gratitudeandpatience

Emotionen

https://bit.ly/emotionandpain

Angst

https://bit.ly/painanddepression

Letztes Zugriffsdatum aller Links: 16.06.2022.

Bibliografische Information der Deutschen Nationalbibliothek
Die Deutsche Nationalbibliothek verzeichnet diese Publikation in der Deutschen Nationalbibliografie; detaillierte bibliografische Daten sind im Internet über http://dnb.d-nb.de abrufbar.

Programmplanung: Celestina Filbrandt
Projektmanagement: Sabine Ilg
Redaktion: Dr. Sabine Klonk
Bildredaktion: Christoph Frick

Covergestaltung: © Thieme
Layout: CYCLUS · Visuelle Kommunikation, Stuttgart

Bildnachweis:
Cover: Gehirn © aglyvi/stock.adobe.com,
Silhouette Frau © Creatopic/stock.adobe.com
Fotos im Innenteil: S. 6, 16, 28, 36, 44, 54, 60, 70, 84: © Creatopic/stock.adobe.com; S. 25 (Löwe): © Ronny Müller/stock.adobe.com; alle anderen Fotos und Autorenfoto: Michael Weber
Zeichnungen: Susi Schaaf, Bellheim
Die abgebildete Person auf den Seiten 41, 46 hat in keiner Weise etwas mit dem Thema zu tun.

1. Auflage 2023

TRIAS Verlag in Georg Thieme Verlag KG
Rüdigerstraße 14, 70469 Stuttgart, Germany
www.trias-verlag.de

Printed in Germany

Satz und Repro: Fotosatz Buck, Kumhausen
Druck: AZ Druck und Datentechnik GmbH, Kempten

Gedruckt auf chlorfrei gebleichtem Papier

ISBN 978-3-432-11618-1 2 3 4 5 6

Auch erhältlich als E-Book:
eISBN (ePub) 978-3-432-11619-8